Best of Therapie

Mit „Best of Therapie" zeichnet Springer die besten Masterarbeiten aus den Bereichen Ergotherapie, Logopädie und Physiotherapie aus. Inhalte aus den etablierten Bereichen der Therapiewissenschaft, Pädagogik, des Gesundheitsmanagements und der Grundlagenforschung finden hier eine geeignete Plattform. Die mit Bestnote ausgezeichneten Arbeiten wurden durch Gutachter empfohlen und behandeln aktuelle Themen rund um die Therapiewissenschaften im Gesundheitswesen.

Die Reihe wendet sich an Praktiker und Wissenschaftler gleichermaßen und soll insbesondere auch Nachwuchswissenschaftlern Orientierung geben.

Sabine Degenkolb-Weyers

Resilienz in therapeutischen Gesundheitsfachberufen

Entwicklung eines Konzeptes zur Resilienzförderung

Mit einem Geleitwort von
Univ.-Prof. Dr. med. Christopher Bohr

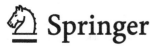 Springer

Sabine Degenkolb-Weyers
Erlangen, Deutschland

Best of Therapie
ISBN 978-3-658-15424-0   ISBN 978-3-658-15425-7   (eBook)
DOI 10.1007/978-3-658-15425-7

Die Deutsche Nationalbibliothek verzeichnet diese Publikation in der Deutschen National-
bibliografie; detaillierte bibliografische Daten sind im Internet über http://dnb.d-nb.de abrufbar.

Springer ist Teil von Springer Nature
Die eingetragene Gesellschaft ist Springer Fachmedien Wiesbaden GmbH
Die Anschrift der Gesellschaft ist: Abraham-Lincoln-Strasse 46, 65189 Wiesbaden, Germany

Geleitwort

Der Studiengang Logopädie an der Medizinischen Fakultät der Friedrich-Alexander-Universität Erlangen-Nürnberg wurde nach der Modellklausel im Jahr 2011 eingerichtet. Diese Modellklausel wurde vom Deutschen Bundestag im Jahr 2009 eingeführt und hat zum Ziel, die Akademisierung der Gesundheitsfachberufe in Deutschland voran zu treiben. Im Zuge der Umwandlung der Berufsfachschule für Logopädie in Erlangen in diesen Studiengang hat sich Frau Degenkolb-Weyers akademisiert und einen Masterabschluss absolviert.Sie hat sich in ihrer sehr gut recherchierten und methodisch einwandfreien Arbeit mit einem Thema beschäftigt, welches in den Gesundheitsberufen bisher oftmals sehr vernachlässigt wurde. Die Tatsache, dass Studierende und Auszubildende in Gesundheitsfachberufen durch das hohe Maß an praktischer Ausbildung im Rahmen ihrer Ausbildung schon frühzeitig mit der Rolle als Therapeutinnen und Therapeuten konfrontiert werden, birgt die Gefahr der Überforderung mit dieser therapeutischen Rollenfindung. Die Arbeit beschäftigt sich daher mit der Implementierung eines Konzeptes zur Resilienzentwicklung für Studierende oder Auszubildende in Gesundheitsfachberufen.

Dies meint eine Erhöhung der psychischen Widerstandsfähigkeit der Auszubildenden, um diesen besonderen Ansprüchen in der therapeutischen Rolle gerecht zu werden. Die Arbeit beschäftigt sich mit den folgenden Fragestellungen:

- Wie kann Resilienz als Kernkompetenz in den therapeutischen Gesundheitsfachberufen gefördert werden?

- Welche erwachsenenpädagogischen Konsequenzen lassen sich aus dem Konzept der Resilienz und der Resilienzforschung für therapeutische Berufe ableiten?

- Inwieweit kann Resilienz als eine Form von personaler Kompetenz in Studiengängen gefördert werden?

- Wie lässt sich diese in die didaktischen Lehr-/Lernarrangements im Studium der Gesundheitsfachberufe realisieren?

Es gelingt, diese Fragestellungen sehr umfassend und äußerst wissenschaftlich fundiert zu beantworten. Es werden nicht nur die besonderen Anforderung und Kompetenzen in den therapeutischen Gesundheitsfachberufen dargestellt, sondern auch klare Konzepte entwickelt, die Vermittlung beruflicher Handlungskompetenz und Resilienzkompetenz im Rahmen eines Studiengangs zu realisieren. Es ist gelungen, innerhalb ihrer Monographie erstmalig ein modularisiertes Konzept zur Implementierung der Resilienzentwicklung in Studiengänge der Gesundheitsfachberufe zu realisieren. Die erarbeiteten Konzepte sollten in die Ausbildung sowie die Studiengänge in den Gesundheitsberufen integriert werden.

Univ.-Prof. Dr. med. Christopher Bohr

Hals-Nasen-Ohren-Klinik, Kopf- und Halschirurgie
Universität Erlangen-Nürnberg
Waldstraße 1
91054 Erlangen

e-mail: Christopher.Bohr@uk-erlangen.de
http://www.hno-klinik.uk-erlangen.de/

Vorwort

Mein Dank gilt allen Schülerinnen und Schülern, Studentinnen und Studenten der Logopädie Erlangen, durch die ich zu dieser spannenden Fragestellung gekommen bin.

Mein Dank gilt meinem Team, das mich in der Studienzeit geduldig ertragen und immer unterstützt hat und allen Kolleginnen, die mir mit Rat und Fürsorge zur Seite standen.

Dank gilt in erster Linie meinem Mann und meinen wunderbaren Töchtern, die mich unterstützten und aufbauten – ihr seid meine besten Resilienzquellen!

Sabine Degenkolb-Weyers

Inhaltsverzeichnis

Abbildungsverzeichnis

1 Einführung in das Thema und Fragestellung

Während der fachpraktischen Ausbildung in therapeutischen Gesundheitsfachberufen (Ergotherapie, Logopädie, Physiotherapie) behandeln Studierende bereits im ersten Studienjahr eigene Patienten mit Unterstützung von Lehrenden mittels Ausbildungssupervision oder Praxisanleitung. Dabei werden sie zwangsläufig als Novizen im Bereich Therapie mit eigenen inneren Unsicherheiten in Lernkrisen und Stresssituationen gestürzt (Frustration, Konflikte, Ungeduld, Tod, Umgang mit Palliativpatienten, ethische Fragestellungen). Auch mit Krisen von Patienten (schwere Behinderung, Trauer, Schmerz, Familien mit behinderten Kindern, etc.) kommen sie immer wieder in Kontakt. Manche Studierende scheitern an diesen Herausforderungen, werden psychisch oder physisch krank und brechen das Studium ab, andere wiederum gehen gestärkt aus diesen Problemsituationen heraus und wachsen in ihrer therapeutischen Rollenfindung und Kompetenz. Hier stellt sich die Frage: Warum gelingt es den einen und den anderen nicht? Und im zweiten Schritt: Welche Strategien oder andere Faktoren begünstigen einen positiven Umgang mit herausfordernden Situationen?

Auch in der späteren Ausübung dieser Berufe stellt sich die Frage, was den „helfenden Disziplinen", also denjenigen, die Patienten dabei begleiten, Strategien zur Selbsthilfe zu entwickeln, selbst helfen kann, nicht an diesen Anforderungen zu zerbrechen. Die psychischen Belastungen des Arbeitslebens steigen an und erfordern präventive Maßnahmen auf dem Gebiet der Stressbewältigung und Schutz vor Burnout. Ursachen hierfür sind Zeitdruck, maximal flexible Arbeitszeiten, Konkurrenzkampf, knappes Budget im Gesundheitshaushalt und hohe emotionale Anforderungen. „Besser, schneller, digitalisierter, beforschter, evaluierter, kontrollierter, effizienter soll unsere menschliche Arbeit (...) mit Menschen sein" (Edlhaimb-Hrubec / Reichel 2014: 189).

Im Stressreport 2012 der Bundesanstalt für Arbeitsschutz und Arbeitsmedizin wird beschrieben, dass 52% aller Arbeitnehmer über starke Belastung im Beruf klagen (vgl. Lohmann-Haislah 2012: 107-109). Die Weltgesundheitsorganisation WHO hat den beruflichen Stress zu „einer der größten Gefahren des 21. Jahrhunderts" erklärt (vgl. WHO 2004).

Das Konzept der Resilienz liefert hier interessante Ansätze. Resilienzforschung beschäftigt sich mit der Fragestellung, warum und wie es manchen Menschen gelingt, trotz schwerer Belastungen und ungünstiger Lebensumstände aus Lebenskrisen unversehrt hervorzugehen.

Fragestellung der vorliegenden Arbeit ist es, ob und wie Resilienz als Kernkompetenz in den therapeutischen Gesundheitsfachberufen gefördert werden kann. Welche erwachsenenpädagogischen Konsequenzen lassen sich aus dem

Konzept der Resilienz und der Resilienzforschung für therapeutische Berufe ableiten? Inwieweit kann Resilienz als eine Form von personaler Kompetenz in Studiengängen gefördert werden? Wie lässt sich diese in didaktischen Lehr-/ Lernarrangements im Studium der oben genannten Gesundheitsfachberufe realisieren?

Zunächst wird in Kapitel 2 der Begriff der Resilienz definiert und Inhalte der Resilienzforschung im Überblick dargestellt. Ergebnisse, die ursprünglich aus der Entwicklungspsychologie der Kinder- und Jugendforschung stammen, werden auf die Lernsituation von Erwachsenen übertragen. Charakteristika von Resilienz und Resilienzmodelle werden beleuchtet. Hierbei werden Schutz– und Risikofaktoren näher betrachtet, da „verschiedene Faktoren als risikoerhöhend oder risikomildernd in der Forschung identifiziert wurden, deren Kenntnis für die Förderung von Resilienz, gerade im Zusammenhang mit der Entwicklung von Interventionsprogrammen, eine hervorgehobene Rolle zukommt" (Schmidthermes 2009: 8). Im Kapitel 3 werden die beruflichen Anforderungen und Kompetenzen in den therapeutischen Gesundheitsfachberufen dargestellt. Resilienzförderung kann im Studium innerhalb der personalen und sozialen Kompetenzen als Schlüsselkompetenz verankert werden. Die Entwicklung der beruflichen Handlungskompetenz und der Resilienzkompetenz wird im Kapitel 4 unter dem Blickwinkel von Leitlinien für die Kompetenzentwicklung betrachtet und mit dem konstruktivistischen Ansatz und den Erkenntnissen aus dem Deutungsmusteransatz begründet. Eine Pluralität von Lernwegen, wie Identitätsbildung und biographisches, emotionales und soziales Lernen, sowie selbstreflexives Lernens werden mit Erkenntnissen der Hirnforschung gestützt und in eine Didaktik der Ermöglichung überführt. Nachfolgend wird im Kapitel 5 der Unterschied zwischen Resilienzförderung als erwachsenenpädagogische Intervention und therapeutischem Handeln aufgezeigt, um unterschiedliche Anforderungen und Konsequenzen im Handeln zu verdeutlichen. Darauf aufbauend wird im Kapitel 6 ein Resilienzkonzept für Studierende entwickelt. Mit dieser Arbeit wird erstmals ein modularisiertes Konzept für therapeutische Gesundheitsberufe mit dem Ziel einer Handlungsempfehlung für Studiengänge für Therapieberufe spezifiziert. Es wird ein Methodenset basierend auf wissenschaftlicher Resilienzforschung mit dem Fokus auf dem Lernen erwachsener Studierender entwickelt. Hier werden Resilienzfaktoren als Zugang und Arbeitshaltung konkretisiert, welche die Studierenden befähigen soll, Ressourcen für sich selbst erkennbar zu machen und zu fördern. Im Kapitel 7 werden Grenzen von Resilienzforschung und -förderung diskutiert und abschließend ein Ausblick auf weitere Forschungsideen gegeben.

2 Resilienz – Theorie

In der Literatur finden sich viele unterschiedliche Definitionen, je nach Perspektive der Betrachtung, die den Aspekt der Entwicklung bzw. der Möglichkeit einer Förderung von Resilienz belegen. Einige sollen hier aufgezeigt werden.

2.1 Definitionen

Resilienz kommt von dem lateinischen Wort „resilire" und bedeutet „zurückspringen" oder „abprallen" – im Deutschen werden als Synonyme „Widerstandsfähigkeit, Belastbarkeit oder Flexibilität" (Wellensiek 2011: 18) benutzt.
Ursprünglich wird der abstrakte Begriff Resilienz in der Naturwissenschaft verwendet und beschreibt die Dehnbarkeit und Belastungsfähigkeit von Werkstoffen (vgl. ebd: 15) in dem Sinne, dass nach einer Verformung durch Druck oder Zug der Werkstoff wieder in seine alte Form zurückfindet.
In der Sozialpsychologie wiederum beschreibt Resilienz „die menschliche Fähigkeit, sich existentiell schwierigen Situationen zu stellen oder sich anpassen zu können und gleichzeitig einen Lernwert daraus zu ziehen" (Sotzko 2013: 15).
Wustmann, die im Bereich der kindlichen Entwicklung und Psychologie forscht, definiert Resilienz nun bereits in konkreteren Situationen: generell bezeichnet Resilienz die Fähigkeit, erfolgreich mit belastenden Umständen wie traumatischen Erfahrungen, Unglück, Misserfolg oder anderen Risikobedingungen umzugehen sowie negative Folgen von Stress abzuschwächen (vgl. Wustmann 2004: 18).
In der systemischen psychotherapeutischen Perspektive findet sich dann eine noch ausführlichere Definition von Resilienz, die auch auf menschliche Verhaltensmuster und deren Veränderungen eingeht:

„Unter Resilienz wird die Fähigkeit von Menschen verstanden, Krisen im Lebenszyklus unter Rückgriff auf persönliche und sozial vermittelte Ressourcen zu meistern und als Anlass für Entwicklung zu nutzen" (Welter-Enderlin/ Hildenbrand 2010: 13).

„Im Verständnis von Resilienzforschung handelt es sich bei Resilienz nicht um einen Wesenszug von Individuen, sondern um Handlungs- und Orientierungsmuster (...). Die Entwicklung dieser Muster ist nicht auf bestimmte Lebensphasen beschränkt oder mit einer bestimmten Lebensphase abgeschlossen, sondern dauert lebenslang an. Resilienz beschreibt demnach spezifische Handlungs- und Orientierungsmuster der Krisenbewältigung einerseits, ihre Entwicklung in immer neuen Erfahrungen der Bewältigung von Krisen andererseits" (Welter-Enderlin/ Hildenbrand 2010: 205).

Aus der Perspektive von Unternehmungsberatung wird Resilienz dann wieder recht abstrakt beschrieben als:

> „die Toleranz eines Systems gegenüber von innen oder außen kommenden Störungen" (Wellensiek 2011: 18), welches „Irritationen ausgleichen oder ertragen kann bei gleichzeitiger Aufrechterhaltung der eigenen Integrität" (ebd: 18).

Die grundsätzliche Übereinstimmung aller Definitionen liegt darin, dass Menschen oder Systeme Irritationen und Störungen ertragen können und sich in einer angemessenen Zeit wieder an die veränderte Situation anpassen können. Mit dieser Anpassung vollzieht sich ein Lernprozess, der belegt, dass Resilienz lernbar und entwickelbar ist. Es bedeutet auch, dass Resilienzförderung immer mit Erfahrungen von Risiko oder Krisen verbunden sein wird. Somit kann man davon ausgehen, dass Resilienz nicht nur eine persönliche Eigenschaft darstellt, sondern als Fähigkeit verstanden werden muss, die sich nur im Kontakt mit anderen Menschen, einem anderen System oder der Umwelt entwickeln oder verändern kann uns sich dabei fördern lässt. Somit ist Resilienzkompetenz eine Bewältigungskompetenz.

2.2 Inhalte und Ziele von Resilienzforschung

In der Entwicklung der Resilienzforschung werden vier Forschungswellen mit unterschiedlichen Schwerpunkten benannt (vgl. Sotzko 2013: 15 f.), die teilweise aufeinander aufbauen, und sich auch überschneiden. Diese sollen kurz vorgestellt werden, um die Positionierung des zu entwickelnden Konzeptes einordnen zu können.

Die Anfänge der Resilienzforschung werden auf Werner und Smith zurückgeführt. Basierend auf einer Längsschnittstudie (vgl. Werner/ Smith 1992) dokumentierten Wissenschaftler Schutzfaktoren, die Menschen helfen, sich trotz schwieriger Verhältnisse positiv zu entwickeln. Somit fokussierte die Resilienzforschung auf positive Entwicklungsergebnisse, identifizierte Resilienzfaktoren und überprüfte diese durch Studien. Aufbauend darauf beschäftigte sich die Forschung vor allem mit der Frage, wie Resilienz funktioniert und welche Ursachen und Gründe zu Resilienz führen. Diese Forschungswelle ist gekennzeichnet durch die Untersuchung von Wechselwirkungen und Wirkmechanismen. Davon ausgehend begann die Resilienzforschung zu untersuchen, ob es möglich ist, Personen gezielt in ihrer Resilienzfähigkeit zu stärken. In diesem Teilbereich gibt es zahlreiche Literatur, die sich speziell mit Training und Förderprogrammen für Kinder und für Führende und Organisationen auseinandersetzt. Diese

Forschung dauert bis heute an. Dazu zählen die Entwicklung von Präventions-strategien, Maßnahmen zur Förderung von Resilienz und insgesamt die Entwicklung von resilienzfördernden Interventionen (vgl. Bengel/ Lyssenko 2012: 26). Aktuell wird von einer vierten Welle der Resilienzforschung gesprochen, in der Mehrebenenmodelle entwickelt werden, die neben psychosozialen Merkmalen auch physiologische und neurobiologische Prozesse sowie Gen-Umwelt-Interaktionen einschließen (vgl. ebd: 12). Die Herausforderung liegt hier in der interdisziplinären Forschung, unter anderem wird die Möglichkeit der bildgebenden Diagnostik in diesem Bereich genutzt (vgl. Berndt 2013: 128). In diesem Kontext wurde im Juli 2014 an der Johannes Gutenberg-Universität Mainz das Deutsche Resilienz-Zentrum Mainz mit dem Forschungszentrum Translationale Neurowissenschaften eröffnet. In dieser fachübergreifenden Einrichtung werden Neurowissenschaftler, Mediziner, Psychologen und Sozialwissenschaftler zusammenarbeiten.

Kluge unterscheidet in ihrer kommentierten Auswahlbibliographie die klassische Resilienzforschung, die sich auf das Kindes – und Jugendalter bezieht. Als zweites Hauptgebiet führt sie das Erwachsenalter an, das sich in allgemein altersbezogene Resilienzforschung und in Belastungs- und Traumaverarbeitung unterteilt. Ein dritter Bereich der Resilienzforschung bezieht sich auf Systemforschung, in der zwischen Mikro- (Resilienz im Familiensystem) und Makroebene (Resilienz von Gesellschaften und sozial-ökologischen Systemen) unterschieden wird. Als vierter Forschungsbereich wird das Feld der arbeitsweltbezogenen Resilienz untersucht. Hier wird wiederum unterschieden in Forschung, die auf Einzelpersonen und die, die auf Systemebene (vgl. Kluge 2004: 4 f.) bezogen ist.

2.3 Resilienz-Konstellation

Während in der frühen Resilienzforschung Resilienz als ein Personenmerkmal beforscht wurde, zeigt die neuere Forschung auf, dass man Resilienz nicht mehr nur als Personeneigenschaft versteht, sondern man eine sogenannte Resilienz-Konstellation annimmt, die sich aus drei Elementen zusammensetzt (vgl. Sonnenmoser 2006: 50):

■ Herausforderung oder Stresssituation

■ Vorliegen von vermittelnden Faktoren (z. Bsp. Ressourcen der betroffenen Person)

■ Nutzung von Ressourcen außerhalb der Person

Die Verknüpfung dieser drei Elemente wird sich in der Gliederung des Konzeptes der Resilienzförderung (Kapitel 6) niederschlagen. Es werden auf allen Ebenen Förderaspekte einfließen. Im Rahmen der vorliegenden Arbeit wird im Weiteren von internen Ressourcen (statt vermittelnden Faktoren) und externen Ressourcen gesprochen.

2.4 Charakteristika von Resilienz

Aus der Literatur lassen sich folgende Kern- Charakteristika für Resilienz ableiten:

2.4.1 Dynamische Anpassung und Entwicklung

Wie bereits aus dem Bisherigen hervorgegangen, handelt es sich bei Resilienz um einen dynamischen Anpassungsprozess, und eben nicht nur um ein angeborenes Persönlichkeitsmerkmal. Die nötigen Kompetenzen entwickeln sich im Laufe des Lebens (vgl. Peters 2007: 470). Schmidthermes betont die aktive Rolle des Individuums im Resilienzprozess. Es hängt vom Individuum ab, wie es mit Stress und Risikofaktoren umgeht. Bedeutsam ist, wie die Person selbst die Situation subjektiv wahrnimmt, interpretiert und ob und wie sie sich damit auseinandersetzt (vgl. Schmidthermes 2009: 17).

Da das zu entwickelnde Konzept auf die Resilienzförderung in einer Gruppe ausgelegt sein wird, ist es wichtig zu gewährleisten, dass sich dennoch jeder einzelne Studierende mit seiner subjektiven Wahrnehmung und Situation auseinandersetzt.

2.4.2 Variabilität

Resilienz ist eine flexible, den jeweiligen Situationsanforderungen angemessene Widerstandsfähigkeit (vgl. Wustmann 2005: 194). Das bedeutet, dass negative Lebensumstände durchaus auch kurzfristige psychische Beeinträchtigungen und emotionale Probleme hervorrufen können, selbst wenn Resilienzkompetenz vorliegt. Wichtig in solchen Phasen ist es, Unterstützung zu bekommen, um schützende Fähigkeiten wiederzufinden oder darauf zugreifen zu können (vgl. Schmidthermes 2009: 17). Auch diese Variabilität wird in dem zu entwickelnden Konzept transparent gemacht und der Aspekt der Unterstützung wird explizit bearbeitet.

2.4.3 Situationsspezifität

Resilienz in einem Lebens- oder Kompetenzbereich kann nicht automatisch auf andere Bereiche übertragen werden, so dass nicht von einer universellen Resilienz gesprochen werden kann. Vielmehr wird sie als lebensbereichspezifisches Phänomen betrachtet (vgl. Wustmann 2005: 194). Das Konzept der Förderung in dieser Arbeit bezieht sich explizit auf die Situation von Studierenden in einem Therapieberuf und vorausblickend auf die spätere Berufstätigkeit.

Zusammenfassend kristallisiert sich heraus, dass Resilienz als verwendete Begrifflichkeit kontextabhängig ist und aus diesem Grunde unterschiedliche Definitionen verwendet werden. Kluge stellt fest, dass es wichtig sei, Resilienz „jeweils zu kontextualisieren und auf das Forschungsfeld und die spezifische Forschungsfrage zuzuschneiden" (Kluge 2004: 1). Der Kontext dieser Masterarbeit bezieht sich auf die arbeitsweltbezogene Resilienz in Gesundheitsfachberufen und setzt auf der Ebene der Entwicklung von resilienzfördernden Interventionen innerhalb des Studiums an.

2.5 Modelle für Resilienz

Die Konzepterstellung in dieser Arbeit orientiert sich an Modellen der aktuellen Resilienzforschung. Hier werden nur kurz die unterschiedlichen Herangehensweisen beschrieben und ein Modell ausführlicher betrachtet, da dieses als Basis für das neu zu entwickelnde Konzept dient, weil es den Lernprozess mit einbezieht.

In der aktuellen Forschung werden zwei Modelle unterschieden, die sich in ihrer Verknüpfung besonders eignen, ein umfassendes Verständnis von Resilienz zu erlangen. Der variablenfokussierte Ansatz deckt Zusammenhänge zwischen dem Grad des Risikos, dem Outcome und den potentiellen positiven Merkmalen des Individuums bzw. dessen Umfeld auf (vgl. Masten 2001: 229). Der personenfokussierte Ansatz stellt die Risiko- und protektiven Konstellationen innerhalb einer Person in den Mittelpunkt (vgl. Staudinger/ Greve 2001: 99). Der Nachteil des ersten Ansatzes besteht in der Nichterfassung von Lebensmustern von Personen und deren individuellen Lebensläufen. Der Nachteil des zweiten ist, dass bestimmte äußere Prozesse (Umweltbedingungen) für die Erklärung unentdeckt bleiben und dadurch eine geringe Generalisierbarkeit der Ergebnisse besteht (vgl. Kluge 2004: 18).

Eine Verknüpfung dieser Ansätze bietet das Resilienzmodell von Siegrist und Luitjens (Siegrist/ Luitjens 2013). In diesem Modell finden sich alle aktuellen Elemente von Resilienz-Konstellation wieder (siehe Kapitel 2.3)

■ Herausforderung oder Stresssituation : Anforderung, Belastung, Veränderung

■ Vorliegen und Nutzung interner Faktoren: hier als persönliche Kompetenzen und als proaktive Grundhaltung bezeichnet

■ Nutzung von externen Ressourcen: hier als strukturelle Ressourcen (Rahmen- und Organisationsbedingungen) und soziale Ressourcen bezeichnet

Der Begriff der Proaktivität wird von Siegrist (vgl. Siegrist 2010: 121) als ein Verhalten definiert, das identisch ist mit einer aktiven und initiativen Rolle des Individuums. „Es bedeutet mehr als nur die Initiative zu ergreifen. Es heißt, dass wir als Menschen für unser Leben verantwortlich sind. Unser Verhalten ist eine Funktion unserer Entscheidungen, nicht der gegebenen Bedingungen. Wir können unsere Gefühle Werten unterordnen. Wir haben die Initiative und die Verantwortlichkeit, Dinge zu gestalten" (Covey 1994: 68).

Dieses Modell stellt eine Verbindung zum Lernprozess insofern her, dass die Deutung und Bewertung individueller Grundannahmen und Erfahrungen eine entscheidende Rolle für den Verarbeitungsprozess spielen. Dieser Aspekt wird in Kapitel 4 beleuchtet.

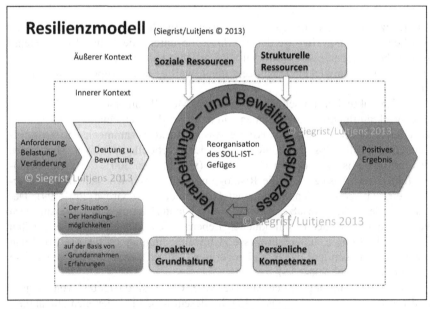

Abbildung 1:   Resilienzmodell nach Siegrist/ Luitjens 2013.

Die Einschätzung einer Situation ist subjektiv und abhängig von der individuellen Deutung und Bewertung bedingt durch Grundannahmen und Erfahrungen. Erst im Zusammenspiel aller Faktoren kann ein positiver Verarbeitungs- und Bewältigungsprozess entstehen (vgl. Siegrist/ Luitjens 2013).

Als Schlussfolgerung werden in dem Konzept der Resilienzförderung im Studium soziale Ressourcen als externe Schutzfaktoren integriert werden. Die proaktive Grundhaltung und die persönlichen Kompetenzen werden in dem zu entwickelnden Konzept den Schutzfaktoren, die innerhalb einer Person wirksam sind (interne Ressourcen), zugeordnet.

Im folgenden Unterkapitel sollen nun die sogenannten Schutz- und Risikofaktoren näher beschrieben werden, da diese als persönliche Ressourcen und als arbeitsfeldspezifische Herausforderungen im Konzept der Resilienzentwicklung im Studium eine zentrale Rolle einnehmen.

2.6 Faktoren von Resilienz

Die stärkenden Einflussfaktoren von Resilienz werden als Schutz-, Protektiv- oder als Resilienzfaktoren bezeichnet, in der Abgrenzung dazu werden Risikofaktoren genannt, die resilienzmindernd wirken können. Ziel ist es, eine Balance zu wahren. Zwack beschreibt, dass „sich die Anforderungen quasi von alleine erneuern, während der Ressourcenspeicher durchaus leerlaufen kann" (Zwack 2013: 17).

Wie bereits bei den Charakteristika erkennbar, handelt es sich im Zusammenwirken von Resilienzfaktoren nicht um ein lineares Ursache-Wirkungsprinzip, vielmehr ist dieses von individuellen und kontextbezogenen Bedingungsfaktoren bestimmt. Resilienz ist ein „höchst komplexes Phänomen, das unterschiedlichste dynamische Prozesse zwischen den individuellen persönlichen Merkmalen, der Umwelt und dem Entwicklungsergebnis abbildet" (Schmidthermes 2009: 19).

Eine Vielzahl der Faktoren hängt mit inneren Haltungen, Einstellungen, Werten, Perspektiven und Deutungsmustern hinsichtlich des Fühlens, Denkens und Handelns zusammen. Im Hinblick auf eine therapeutische Grundeinstellung stehen folgende Fragen im Fokus: Gelingt es eine Haltung einzunehmen, die mich positiv stimmt? (Emotionssteuerung). Gelingt es mir trotz schwieriger Bedingungen (Novize) die Therapie als Herausforderung zu betrachten? (Optimismus) Vertraue ich darauf, dass sich die Dinge zum Positiven wenden? (Optimismus) Wie stark ist meine Bereitschaft, mich selbst und meine Befindlichkeiten in der Therapie zurückzustellen und die Perspektive des Patienten einzunehmen? (Empathie) Wie viel Zeit und Energie investiere ich, um das, was ich begonnen habe, trotz auftretender Probleme zu Ende zu bringen? (Kontroll-überzeugung) Bin ich bereit mir Hilfe zu holen? (externer Schutzfaktor)

2.6.1 Risikofaktoren

Arbeitsweltbezogene gestiegene Herausforderungen und Anforderungen für therapeutische Gesundheitsberufe, die in der Einleitung beschrieben wurden, lassen sich fünf Bereichen beruflicher Belastungen zuordnen (vgl. Scharnhorst 2010: 37):

■ neue Formen von Arbeitsverträgen und Arbeitsplatzunsicherheit

■ Intensivierung der Arbeit mit langen Arbeitszeiten (Therapien müssen bedingt durch vorgegebene Abrechnungspauschalen in Kliniken auch am Wochenende stattfinden – Therapien in Praxen finden bis in die späten Abendstunden wegen Berufstätigkeit der Patienten statt – Therapien an Vormittagen entfallen wegen Ganztagsbetreuung der Kinder)

■ alternde Erwerbsbevölkerung

■ hohe emotionale Anforderungen bei der Arbeit, speziell im Gesundheitswesen (Folge des demographischen Wandels: Zunahme multimorbider, chronisch erkrankter und pflegebedürftiger Patienten, zunehmende Komplexität des Versorgungsauftrags) (vgl. Wissenschaftsrat 2012: 7)

■ unzureichende Vereinbarkeit von Beruf und Privatleben

Zwack bezieht sich in der Bestimmung der Risikofaktoren bei Ärzten auf das systemische Anforderungs-Ressourcenmodell von Becker (vgl. Becker 2006: 111-137), in welchem Gesundheit durch das Verhältnis von externen und inneren Anforderungen einerseits sowie externen und internen Ressourcen andererseits bestimmt wird (vgl. Zwack 2013: 16). Als Beispiele für externe Anforderungen werden berufliche Pflichten, aber auch Erwartungen des familiären oder Freundesumfelds aufgezählt. Zu den internen Anforderungen zählen die eigenen Ansprüche und Wertvorstellungen (vgl. ebd: 16). Becker verwendet das Bild einer Waage, um die Balance von Anforderungen (Risikofaktoren) und Ressourcen (Schutzfaktoren) zu beschreiben. Dieses Modell kann problemlos auf therapeutische Gesundheitsberufe übertragen werden.

2.6.2 Schutzfaktoren

Unter Ressourcen – also Schutzfaktoren – versteht man sowohl interne Ressourcen, als auch externe Ressourcen (vgl. ebd: 16).

Die folgende Auswahl bezieht sich auf die Aspekte, die im Rahmen des Studiums innerhalb des Konzeptes realisierbar erscheinen. Resilienzfaktoren des gesundheitswissenschaftlichen Bereichs stehen im Vordergrund, da von diesen die inhaltlichen Aspekte des Konzeptes abgeleitet werden. Diese Auswahl an Schutzfaktoren umfasst nur diejenigen, die sich aus zahlreichen empirischen Studien und Veröffentlichungen ableiten und zu denen eine substantielle Anzahl an Studien publiziert wurde (vgl. Bengel/ Lyssenko 2012: 44 ff.). Dadurch kann die wissenschaftliche Basis des Präventionskonzeptes gewährleistet werden.

Es wird jeweils ein kurzes Resümee gezogen, wie der jeweilige Schutzfaktor für das Konzept Resilienzförderung in einem Studium aktivierbar ist. Perspektivisch für das Gesamtkonzept ist dabei, dass durch die Stärkung von Schutzfaktoren und durch den Abbau oder Bewusstmachung von Risikofaktoren die Entwicklung einer Resilienzkompetenz durch präventive Maßnahmen unterstützt werden kann (vgl. ebd: 93 ff.). In dem zu entwickelnden Konzept findet eine Begrenzung auf psychologische bzw. psychosoziale Faktoren statt, da ökonomische, biologische und genetische Faktoren in einem Förderkonzept in einem Studium nicht unmittelbar beeinflusst werden können.

Interne Schutzfaktoren sind Optimismus, Empathie, Emotionssteuerung, Selbstwirksamkeitsüberzeugung und Kontrollüberzeugung. Externe Schutzfaktoren sind der Aufbau sozialer Netze, Beziehungen am Arbeitsplatz und Unterstützung durch professionelle Angebote.

a) Resilienzfaktor Optimismus
Die Forschungslage zur schützenden Wirkung einer optimistischen Lebenseinstellung ist gut abgesichert. Hier ist es weniger die Perspektive, alles optimistisch zu betrachten, die vor Belastung schützt, als vielmehr die Tendenz zu aktivem Bewältigungsverhalten. Optimistische Menschen sehen Probleme eher realistisch, als Personen mit niedrigem Optimismuswert. Dies ermöglicht, Probleme aktiv anzugehen und zu lösen (vgl. Scheier/ Carver 1992). In ihrem Modell (Selbstregulationsmodell von Verhalten) gehen sie davon aus, dass Verhalten größtenteils davon beeinflusst wird, welche Konsequenzen der Handelnde durch dieses Verhalten erwartet. Optimismus wird als ein positiver Attributsstil definiert, bei dem sich Individuen negative Ereignisse als external, spezifisch und unstabil, positive Ereignisse als stabil, global und internal erklären (Ursachenzuschreibung) (vgl. Seligman 1990).

Beim Schutzfaktor Optimismus muss beachtet werden, dass es eine empirisch kaum zu erfassende Wechselwirkung zu Persönlichkeitsvariablen wie Selbstwirksamkeit und Kontrollüberzeugung gibt, die ebenfalls als Schutzfaktoren diskutiert werden. In der gesundheitswissenschaftlichen Forschung geht man dazu über, den Optimismus in konkreten Situationen zu untersuchen, um den adaptiven Wert herauszuarbeiten, und Optimismus als Persönlichkeitsvariable zu definieren (vgl. Bengel/ Lyssenko 2012: 50).

In wieweit kann man eine optimistische Haltung der Studierenden aktiv fördern? Man kann implizit die Hypothese aufstellen, dass Menschen, die einen
„helfenden Beruf" wählen, per se schon eine Portion Optimismus in sich tragen.
Dies zu erforschen wäre sicherlich eine weiterführende Masterarbeit. Ein Fokus
des Konzeptes der Resilienzförderung liegt auf einem aktiven Bewältigungsverhalten und einer realistischen Einschätzung von Situationen – einer optimistischen Grundhaltung. Der Lehrende kann als Lernbegleiter, der die Studierenden
vom Novizen zum Experten begleitet, Optimismus anregen. Hier gilt es auf Metaebene die Erfolge und Fortschritte der Studierenden sichtbar zu machen und
eine realistische Sichtweise anzuregen. Im Bereich der aktiven Bewältigung
kann der Zusammenhang zwischen eigenem Denken und zu erwartenden Konsequenzen verdeutlicht und somit der Blick auf negative und positive Denkrich-
tungen fokussiert werden. Dieser Aspekt wird im Modul Denkmuster bearbeitet.

b) Resilienzfaktor Empathie
Empathie ist die Fähigkeit, sich in die Gedanken und Gefühlswelt eines Menschen hineinzuversetzen (vgl. Mourlane 2014: 52). Hierbei gibt es zwei Mecha-
nismen, die von Bedeutung sind: Empathie hilft Perspektiven zu wechseln und
Empathie hilft, Emotionen zu steuern. Empathie hilft, schwierige Situationen als
Herausforderungen zu sehen und handlungsfähig zu bleiben, ohne emotional
überzureagieren.
    Es besteht allerdings auch die Gefahr, dass ein zu hoher Schutzfaktor Empa-
thie zum Risikofaktor werden kann. Gerade in den „helfenden" Berufen, ist die
Zahl der Burn-Out Fälle besonders hoch (vgl. Meyer 2011).
    Als Beispiel aus dem therapeutischen Alltag der Studierenden kann hier die
Situation einer Elternberatung im Verlauf einer logopädischen Therapie dienen.
Ein Kind stottert extrem und die Eltern werden zu einem Beratungsgespräch
eingeladen. Die kritische Situation, die sich ergibt, ist, dass die Eltern über die
Frage in Streit geraten „wie sehr stört sie das Stottern ihres Kindes?", da ihre
Auffassungen diesbezüglich sehr unterschiedlich sind. Das Erleben der Studierenden ist zuerst Stress, innere Unruhe: Was mache ich jetzt? Stelle ich mich auf
eine Seite, dann verliere ich den anderen. Eine mögliche Lösung unter Nutzung
empathischer Denkweise könnte sein, dass die Studierende die Perspektiven
beider Elternteile gegenüber stellt und gleichermaßen wertschätzt. Dadurch ver-
meidet sie selbst in eine emotionale Situation zu geraten. Ihr gelingt es die Streit-
situation als Herausforderung zu sehen und sie probiert aktiv eine Lösungsmöglichkeit aus.
    Um diesen Schutzfaktor anzuregen, werden in dem Konzept der Resilienz-
förderung im Studium Übungen oder Ideen zum Perspektivenwechsel angeregt.
In Rollenspielen werden unterschiedliche Perspektiven erlebbar gemacht, es
kann Reframing (vgl. Arnold/ Njo 2007: 77 ff.) angeregt werden. Diese Aspekte
werden im Modul Handlungsmuster aktiviert. Um der Gefahr eines zu empathi-

schen Verhaltens entgegenzuwirken, wird in dem Konzept das Thema „Selbstfürsorge" (Modul: Fühlmuster) und „Grenzen setzen" (Modul: Handlungsmuster) eingebunden.

c) Resilienzfaktor Emotionssteuerung

Emotionssteuerung wird als ein Prozess verstanden, bei dem ein Mensch eine als
negativ empfundene Emotion bewusst so steuert, dass er sie in eine positive
Emotion umdeuten lernt (vgl. Mourlane 2014: 47). Nicht im dem Sinne, dass aus
Trauer Freude wird, sondern aus dem Willen heraus gesteuert, dass der Mensch
Maßnahmen ergreift, damit es ihm wieder besser geht.

In vielen Studien wird ein enger Zusammenhang von positiven Emotionen
mit Berufserfolg, erfüllenden sozialen Beziehungen und einer besseren psychischen und körperlichen Gesundheit aufgezeigt. Positive Emotionen wirken sich
ebenfalls in einem hohen Selbstwertgefühl und Selbstvertrauen aus. Hier zeigen
sich wieder Verknüpfungen unterschiedlicher Schutzfaktoren. Die Forschung
zeigt auf, dass weniger die Intensität der positiven Emotionen an sich ausschlag-
gebend sei, sondern das „regelmäßige Auftreten und die Relation zur Häufigkeit
von negativen Emotionen" (Bengel/ Lyssenko 2012: 47). Die schützende Wirkung angesichts kritischer Lebensereignisse und Stressoren besteht somit in der
Fähigkeit zum simultanen Erleben von positiven und negativen Gefühlen. In
diesem Kontext wird durch Forschung ebenfalls belegt, dass die Voraussetzung
für dieses simultane Erleben von positiven und negativen Emotionen die Ver-
fügbarkeit kognitiver Fähigkeiten dargestellt. Es bedarf menschlicher Informati-
onsverarbeitungskapazität, um positive und negative Gefühle zu beschreiben
(vgl. Davis/ Zautra/ Smith 2004). Im Zusammenhang mit der Stressforschung
wird belegt, dass das Erleben von positiver Emotion eine Art psychologischer
Auszeit bedeuten kann, in der vitale Ressourcen wieder aufgefüllt werden können und ein Bewältigungsprozess stattfinden kann (vgl. Tugade/ Fredrickson/
Barrett 2004). Positive Emotionen bewirken in Stresssituationen einen schnelle-
ren Rückgang von physiologischer Erregung. Dieser Zustand wird als „cognitive
broadening" bezeichnet, also eine Erweiterung der kognitiven Kapazität, die es
ermöglicht, in stressreichen Situationen Kreativität, Flexibilität und Problemlösung anzuregen. Eine weitere Studie weist das Erleben von positiven Emotionen
in stressreichen Situationen als einen signifikanten Prädiktor für den Zuwachs an
Resilienz bei Studierenden nach (vgl. Cohn et al. 2009).

Auf den therapeutischen Prozess übertragen bedeutet es, eigene negative
Emotionen, die in Therapiesituationen entstehen, erst wahrzunehmen und dann
kognitiv die Gesamtsituation zu analysieren, um therapeutisch alternative Maßnahmen zu ergreifen, die zu positiver Emotion führen. Eine herausfordernde
Situation ist z.Bsp., dass sich eine Studierende darüber ärgert, dass die Mutter
mit ihrem Kind die therapeutischen Hausaufgaben wiederholt nicht geübt hat.
Die Studierende empfindet Zorn und Wut darüber. Die übergeordnete Fähigkeit

resilienter Menschen ist es schnell Maßnahmen zu ergreifen, dass es ihnen selbst emotional wieder besser geht. Die Studierende nimmt ihren Zorn und ihre Wut als negative, blockierende Emotion wahr. Eine mögliche Lösung für die Studierende wäre, dass sie die Gesamtsituation der Familie in Fokus nimmt und erkennt, dass die Mutter noch drei weitere Kinder in der Familie aufzieht – somit lenkt sie ihre positive Emotion darauf, dass die Mutter, obwohl sie zeitlich sehr belastet ist, es trotzdem schafft immer pünktlich zur Therapie zu erscheinen. Hier findet ein Reframing statt.

Die Fähigkeit Emotionen wahrzunehmen, um dann entsprechende Maßnahmen ergreifen zu können, wird ein Aspekt des Konzeptes zur Resilienzförderung im Studium sein. Den Studierenden sollen Anregungen und Möglichkeiten geboten werden, mithilfe ihrer kognitiven Ressourcen positive und negative Emotionen zu erkennen, zu beschreiben und zu differenzieren (Modul: Fühlmuster). Hier werden der Perspektivenwechsel oder das Reframing als entsprechende Methoden eingesetzt.

d) Resilienzfaktor Selbstwirksamkeitsüberzeugung
In den Gesundheitswissenschaften gibt es im Hinblick auf Selbstwirksamkeit eine lange Forschungstradition und es wurden zahlreiche Erhebungsinstrumente entwickelt.

Insgesamt handelt es sich bei der Selbstwirksamkeitserwartung um den Schutzfaktor, der empirisch am besten belegt ist (vgl. Bengel/ Lyssenko 2012: 57).

Das Konzept der Selbstwirksamkeitserwartung basiert auf der sozial-kognitiven Theorie Banduras (vgl. Bandura 2001). Er hat wissenschaftlich nachgewiesen, dass eine hohe Selbstwirksamkeitserwartung in der Lerngeschichte eines Menschen durch die Zuschreibung von Erfolgserfahrungen auf die eigene Kompetenz entsteht. Weiterhin werden durch die positive Bewertung anderer, die positiven Gefühle, die mit diesen Erfahrungen einhergehen, verstärkt (vgl. ebd). Viele Studien zeigen, dass Menschen mit einer hohen Selbstwirksamkeitserwartung potentielle Stressoren eher als Herausforderungen betrachten können, ein größeres Durchhaltevermögen bei Hindernissen zeigen und aktive Problemlösestrategien nutzen (vgl. Schwarzer 1992). Im Bereich der Resilienzforschung wird durchgängig ein positiver Zusammenhang zwischen Selbstwirksamkeitserwartung und Anpassung nach kritischen Lebensereignissen konstatiert. Selbstwirksamkeitserwartung ist als Lernerfahrung veränderbar (vgl. Bandura 2001). Die unmittelbare Erfahrung, dass die eigenen Anstrengungen zum gewünschten Ergebnis führen, hat den größten Effekt auf die Selbstwirksamkeitserwartung (vgl. ebd), ebenso wie die Fähigkeit, die eigene emotionale Erregung in Stresssituationen zu bewerten.

Typische Aussagen von Therapeuten mit einem hohen Maß an subjektiver Selbstwirksamkeitserwartung sind: Es kann in meiner Arbeit immer wieder zu

Problemen kommen, aber in den meisten Fällen werde ich damit fertig. Ich kann mir gut vorstellen noch viele Jahre als Therapeut weiter zu arbeiten. Ich kann bei meiner Arbeit meine Ziele realisieren. Meine Arbeit macht Sinn für mich und für andere (vgl. Hoffmann/ Hofmann 2012: 213).

An der Förderung des Faktors Selbstwirksamkeit arbeiten alle therapeutischen Gesundheitsberufe bereits traditionell: mit der angeleiteten Beurteilung der eigenen Therapien, der Reflexion der eigenen therapeutischen Entwicklung und der reflektierten Wirkung von Therapie nach Abschluss von Therapieprozessen wird dieser Lernprozess angeregt und als Prozess in der Ausbildungssupervision oder der Praxisanleitung realisiert.

In dem Konzept der Förderung für Studierende wird durch die Arbeit in einer Gruppe methodisch das Geben und Erhalten von Feedback trainiert und auch auf der Metaebene als Methode transparent gemacht. Im Modul Handlungsmuster wird zudem die Methode der Gruppensupervision eingeführt, die die Studierenden zum einen bestärken soll, ihren eigenen Lösungen zu vertrauen, und die zum anderen parallel dazu zum alternativen Perspektivwechsel einlädt. Die Studierenden sollen angeregt werden, zahlreiche Lösungsmöglichkeiten zu „erfinden". Es wird zum einen die Analysefähigkeit der Studierenden angeregt und es kann im Verständnis von konstruktivistischem Denken aufgezeigt werden, dass es eine Pluralität an möglichen Lösungswegen geben kann. Dadurch kann das Selbstvertrauen und die Selbstwirksamkeit gefördert werden.

e) Resilienzfaktor Kontrollüberzeugung
Die Kontrollüberzeugung bezieht sich auf die subjektive Wahrnehmung der Beeinflussbarkeit einer Situation und basiert auf der sozialen Lerntheorie von Rotter (vgl. Rotter 1966). Man spricht von internalen Kontrollüberzeugungen, wenn Menschen eintretende Ereignisse als Resultate eigener Handlungen wahrnehmen, bei externalen Kontrollüberzeugungen werden Ereignisse dem Handeln anderer bzw. dem Schicksal zugeschrieben. Eine internale Kontrollüberzeugung gilt in der Resilienzforschung als protektiv (vgl. Kent/ Davis 2010). In Studien zu bereichsspezifischen Kontrollüberzeugungen sind die empirischen Befunde laut Bengel und Lyssenko (vgl. Bengel/ Lyssenko 2012: 64) eindeutig. Resiliente Menschen steuern in Drucksituationen ihre Impulse sehr konzentriert und zielorientiert, lassen sich nicht ablenken, bringen Aufgaben zu Ende und erhalten dadurch das Gefühl von Zufriedenheit und Stolz. Man versteht darunter auch die Fähigkeit, Situationen zu analysieren und somit Ursachen und Gründe für negative Emotionen zu identifizieren, um daraufhin Maßnahmen zur Verbesserung zu initiieren. Andere Autoren verwenden in diesem Kontext Begrifflichkeiten wie Problemlöseverhalten oder Lösungs-orientierung (vgl. Mourlane 2014: 51; vgl. Wellensiek 2011: 22). Zentraler Kritikpunkt am Konstrukt der Kontrollüberzeugungen ist, dass die Wahrnehmung, ein Ereignis sei internal verursacht, noch nicht gleich bedeutend ist mit der internen Möglichkeit, die Situation zu verän-

dern (vgl. Condly 2006). Bei dem Konstrukt der Kontroll-überzeugungen sieht die Forschung die Gefahr der Vermischung von Risiko- und Schutzfaktoren. Eine hohe externale Kontrollüberzeugung hängt meist signifikant mit einer gering ausgeprägten internalen Kontrollüberzeugung zusammen (vgl. Harrow/ Hansford/ Astrachan-Fletcher 2009). Es zeigt sich dabei eine hohe externale Kontroll-überzeugung als konsistenter Risikofaktor für die Entwicklung psychischer Störungen.

Hierfür ein Beispiel aus dem therapeutischen Alltag: eine Studierende kommt in der Vorbereitung der Therapie bereits in ein negatives Gefühl – „wahrscheinlich hat die Mutter wieder nicht geübt – und ich muss meine Planung wieder verändern – es geht in der Therapie nicht weiter". Ein Verharren in ihrer negativen Einstellung führt dazu, dass sie sich selbst in ihrem Handeln blockiert. Eine Lösungsmöglichkeit könnte sein, von vornherein eine längere Wiederholungsphase des bereits Geübten zu planen, um dann zu steigern. Somit muss die Planung nicht verworfen werden – und es kann sich im Blick auf die Therapie positive Energie und positive Emotion einstellen. Die Therapeutin kann dadurch aus der „Opferrolle" heraustreten und nimmt die Steuerung aktiv in die Hand.

In dem Konzept der Resilienzförderung im Studium werden die Studierenden dabei begleitet, Verantwortung für ihre eigenen Entscheidungen zu übernehmen und mögliche „Opferrollen" wahrzunehmen. Dabei werden sie angeregt durch Rollenspiele über Perspektivenwechsel und Selbstreflexion über die eigenen inneren Haltungen und Gefühlsmuster und Kontrollüberzeugungen nachzudenken (Modul: Handlungsmuster). Hier ist es notwendig, die eigene neue Rolle als Therapeut zu reflektieren: Welche eigenen Werte und Normen liegen meiner Person zu Grunde und mit welchen anderen Wertelandkarten werde ich konfrontiert? In einem kognitiven Prozess soll es darum gehen, sich Ziele zu setzen und Ziele zu formulieren. Diese Komponente kann in einem Studium mit fachpraktischen Anteilen gut umgesetzt werden. Die Studierenden lernen ihre eigenen Ziele formulieren. Dies wird sowohl auf therapeutische Prozesse angewendet (Therapieziele formulieren), als auch auf die Zielformulierung hinsichtlich ihrer eigenen Kompetenzentwicklung.

Dieser Aspekt der Zielsetzung soll in dem Konzept Resilienzförderung im Studium mit der Formulierung und Umsetzung von Transferaufgaben und einem Lerntagebuch angeregt werden (vgl. Reich 2014), und kann durch die Anwendung der SMART Regel unterstützt werden (specific – genau / measurable – messbar / achievable – erreichbar / relevant – bedeutsam / timed – zeitlich bestimmt) (vgl. Beushausen 2009: 73).

f) Resilienzfaktor Soziale Unterstützung als externe Ressource
Das Konstrukt der „sozialen Unterstützung" wurde von allen Schutzfaktoren am häufigsten untersucht und zeigt eine gut abgesicherte Empirie zwischen verrin-

gertem Mortalitätsrisiko sowie psychischer Gesundheit (vgl. House/ Umberson/ Landis 1988). Das Konstrukt soziale Unterstützung gilt heute als Sammelbegriff für verschiedene Formen der Interaktion, die zum Ziel führen, einen involvierten Menschen zu unterstützen. Die Quantität dieser Interaktionen wird unter dem Oberbegriff soziale Netzwerke erforscht. Zum Beispiel wird die Anzahl von Freunden, die Häufigkeit von Kontakten und die Qualität der Interaktionen in der Forschung in emotional-psychologische (Zuwendung, Trost, Verständnis, Gefühl der Zugehörigkeit und der Rückhalts), praktische (konkrete Hilfestellung im Alltag, finanzielle Unterstützung) und informationelle (Informationen einholen und bereitstellen) Unterstützung differenziert (vgl. Bengel/ Lyssenko 2012: 83). Die Unterstützung kann allerdings sowohl als Schutz- als auch als Risikofaktor wirken. Dieses individuelle Erleben ist abhängig vom Bedürfnis der Person nach Unterstützung, dem Angebot an sich und von den interpersonellen Faktoren, also wer die Unterstützung gibt (vgl. Schwarzer/ Knoll/ Rieckmann 2004). Es wird differenziert in wahrgenommene und tatsächlich erhaltene soziale Unterstützung, wobei sich die wahrgenommene Unterstützung als Erwartungshaltung, bei Bedarf unterstützt zu werden, als konsistenter Schutzfaktor zeigt. Dies wird mit Erfahrungen und frühen Bindungen in Verbindung gebracht. Man geht davon aus, dass in frühen Erfahrungen mit den Bezugspersonen und auch in späteren Erfahrungen mit vertrauensvollen sozialen Interaktionen sowohl der Grundstein für das Verhalten in späteren Interaktionen, als auch für intrapsychische Stressbewältigung gelegt wird (vgl. Bowlby 2008). Das belegen auch viele Studien der Kinder- und Jugendforschung. Auch im Bereich der psychophysiologischen Forschung ist soziale Unterstützung als ein direkter Effekt auf verschiedene körperliche Prozesse belegt und wirkt sich auf emotionaler, kognitiver und körperlicher Ebene positiv auf die Stressverarbeitung aus (vgl. Lazarus/ Folkman 1984). Auf der Handlungsebene scheinen vor allem nicht wertende Interaktionen entlastend zu sein (vgl. Bengel/ Lyssenko 2012: 91). Als weiterer Faktor kann der Aufbau positiver Beziehungen am Arbeitsplatz über Netzwerke und Beratung durch Mentoren gesehen werden (vgl. Jackson/ Firtko/ Edenborough 2007).

Der Aspekt der sozialen Unterstützung wird in dem Konzept der Resilienzförderung im Studium seinen Niederschlag finden. Zum einen geht es darum, den Studierenden diesen Zusammenhang zu verdeutlichen und sie anzuregen, darüber nachzudenken, zum anderen sind der Lehrende oder Praxisanleiter, oder die Kommilitonen im Studium auch ein Teil der sozialen Unterstützung und es wird diese Art der Unterstützung reflektiert werden. Außerdem werden professionelle Unterstützungsangebote in Form von Supervision, Balintgruppen oder Intervision angesprochen.

2.7 Schutzfaktoren als eigene Konzepte und Abgrenzung zur Resilienz

Aus vielen der genannten Schutz- und Resilienzfaktoren wurden in den vergangenen Jahren auch eigene Konzepte entwickelt, so unter anderem das Konzept der Selbstwirksamkeit, sowie das Coping, das Konzept Hardiness oder das der Salutogenese. Alle diese Konzepte zielen auf die Veränderung einzelner Aspekte ab, um die Widerstandsfähigkeit von Menschen zu erhöhen. Viele dieser Konzepte stammen aus der Stressforschung und der klinischen Psychologie und versuchen zu erklären, wie Menschen auf schwierige Situationen reagieren.

Die Entwicklungspsychologin Ursula Staudinger beschreibt Selbstwirksamkeit oder Hardiness als Personenkonzepte beziehungsweise als Persönlichkeitseigenschaften, die als personale Ressourcen zu verstehen sind (vgl. Sonnenmoser 2006: 50).

Das Konzept der Selbstwirksamkeit nach Bandura (self-efficacy) drückt das Vertrauen in die eigene Leistungsfähigkeit aus (Selbstvertrauen) und die Überzeugung schwierigen Situationen gewachsen zu sein (vgl. Bandura 1997). Bandura geht davon aus, dass durch die dynamische Entwicklung der modernen Gesellschaft eine erhöhte Fähigkeit des Einzelnen im Umgang mit diesen Veränderungen notwendig ist.

Unter dem Begriff Coping werden eine Vielzahl von Strategien und Verhaltensweisen bei der Auseinandersetzung mit Stressoren und belastenden Situationen zusammengefasst. Das bekannteste Modell ist das Transaktionale Stressmodell von Lazarus, der drei Arten des Copings (Stressbewältigung) unterscheidet: das problemorientierte, das emotionsorientierte und das bewertungsorientierte Coping (vgl. Lazarus/ Folkman 1984).

Das Konzept Hardiness (aus dem Englischen: Widerstandsfähigkeit) wird auf Susan Kobasa (vgl. Kobasa 1979) zurückgeführt. Sie befasst sich mit der Widerstandsfähigkeit von Menschen gegen Stress und definiert a) Engagement und Verantwortungsgefühl, b) das Gefühl der Kontrolle und c) die Erwartung, dass Änderungen im Leben eine Anregung für die persönliche Entwicklung sind, als Elemente ihres Konzeptes.

Bei dem Konzept der Salutogenese von Aaron Antonovsky (vgl. Antonovsky 1997) handelt es sich um einen theoretischen Ansatz zur Erklärung gesundheitserhaltender Faktoren, der von einer begründeten Ressourcenorientierung ausgeht. Zentrale Ressource ist das Kohärenzgefühl, das sich aus drei Komponenten zusammensetzt: der Verstehbarkeit, dem subjektiven Handlungsspielraum und der Sinnhaftigkeit des eigenen Lebens. Je höher das Kohärenzgefühl ist, desto besser ist die körperliche und psychische Gesundheit. Diese Disposition entwickelt sich im Laufe der Kindheit und ist im frühen Erwachsenenalter abgeschlossen (vgl. Sonnenmoser 2006: 49).

Das Konzept der Resilienz geht über diese Ansätze hinaus und öffnet die Perspektive für weitere Aspekte. Diesen erweiterten Blick bestätigen Forschungsergebnisse (vgl. Schumacher et al. 2005). Resilienz und Selbstwirksamkeitserwartung stellen zwar eng verwandte Konzepte dar, das Konzept der Resilienz umfasst aber auch Selbstwertaspekte sowie optimistische Einstellungen dem Leben gegenüber.

2.8 Resümee für die therapeutische Praxis

Das Augenmerk aller vorgestellten Ansätze und speziell das der Resilienz ist auf Ressourcen und nicht auf Defizite gerichtet und stellt somit einen ressourcenorientierten Ansatz dar. Dieser fragt danach, was den Menschen stärkt und nicht danach, was ihn krank macht. Dieses Denken ist für die Förderung von Studierenden, die im Therapiebereich arbeiten wollen, ein sehr wichtiger Aspekt. Er stellt die Grundvoraussetzung für die Arbeit mit Menschen, die sich in einer Krankheitssituation befinden, dar. Therapie ist ebenfalls ein ressourcenorientierter Prozess und untrennbar mit dem Therapeutenverhalten verknüpft, so dass das Erkennen eigener Ressourcen und die Entwicklung der Kompetenzen von Seiten der Studierenden auch immer eine Auswirkung haben wird auf die therapeutische Situation mit den Patienten.

„Wie Hoffnung vermitteln, wenn man für den entsprechenden Patienten keine Chance auf Heilung sieht, wie Sinnhaftigkeit erkennen, wenn man keine empfinden kann?" (vgl. Mahler et al. 2014: 29)

Resilienz ist erlernbar und entwickelbar – diese Erkenntnis wird in dem Konzept zur Resilienzförderung im Studium genutzt. Erster Schritt ist, dass die Studierenden sich im Umgang mit herausfordernden Situationen und Krisen als Novizen im therapeutischen Setting zuerst ihrer Fähigkeiten und ihrer personalen und sozialen Ressourcen bewusst sein müssen, um dadurch auf vielfältige Möglichkeiten zum Umgang mit diesen Situationen zurückgreifen zu können. Faktoren und Bedingungen für Resilienz liegen sowohl in der Person selbst als auch in der Umwelt begründet. Das bedeutet, dass die Einbindung dieser Umwelt in die Perspektive der Förderung einbezogen wird. Weiterhin wird angenommen, dass Resilienz keine festgelegte Größe ist, sondern über Zeit und Situationen hinweg variieren kann – also kein „Garant" oder „Rezept" darstellt. Es zeigt sich, dass Resilienz für therapeutische Berufe nicht nur notwendig ist, um im Studium und im späteren Berufsleben anfallende Krisen zu bewältigen, sondern auch um gestärkt und mit neuen Fähigkeiten aus diesen herauszugehen (vgl. Mahler et al. 2014: 24).

3 Therapeutische Kompetenz in den Gesundheitsfachberufen

Dieses Kapitel setzt sich mit folgenden Fragestellungen auseinander: Wo ist Resilienzkompetenz in einem Studium einzuordnen? Wie findet Kompetenz-entwicklung statt? In welchem Zusammenhang steht die Resilienzkompetenz zur therapeutischen Kompetenz? Ist Resilienzkompetenz tatsächlich eine Kernkompetenz? Ziel ist es, die Verknüpfung zwischen Resilienz und Kompetenz herzustellen und auf das beruflich-therapeutische Arbeitsfeld zu übertragen.

3.1 Definition Kompetenz

Im deutschen Qualifikationsrahmen für lebenslanges Lernen (DQR) wird Kompetenz als die Fähigkeit und Bereitschaft des Einzelnen bezeichnet, Kenntnisse und Fertigkeiten sowie persönliche, soziale und methodische Fähigkeiten zu nutzen und sich durchdacht sowie individuell und sozial verankert zu verhalten. Kompetenz wird in diesem Sinne als umfassende Handlungskompetenz verstanden. Neben dieser allgemeinen Kompetenz wird im Speziellen eine berufliche Kompetenz als Fertigkeit, Kenntnis und Fähigkeit definiert, die die Bewältigung von beruflichen Aufgaben in einer sich wandelnden Arbeitswelt ermöglicht (vgl. AK DQR 2014). Gerade im Hinblick auf die Bewältigung beruflicher Aufgaben ist hier **Resilienzkompetenz** hilfreich.

Um die Resilienz als Kompetenz anderen Kompetenzen, die sich im Studium der Gesundheitsfachbereiche entwickeln sollen, zuordnen zu können, wird zuerst kurz auf die Entwicklung und berufliche Expertise und Profession dieser Berufe eingegangen.

3.2 Therapeutische Gesundheitsfachberufe

Therapeutische Gesundheitsfachberufe sind in das Gesamtsystem der Gesundheitsversorgung integriert. Prävention, Rehabilitation und Kuration sind Anteile dieser Gesundheitsförderung. Logopädische, ergotherapeutische und physiotherapeutische Therapien sind anerkannte Heilmittel, die Bestandteil der Gesundheitsversorgung in Deutschland darstellen. Übergeordnete Zielsetzungen aller

Berufe sind die „Vorbeugung, Erhaltung und / oder Verbesserung von Funktionen und Aktivitäten des täglichen Lebens, sowie die Partizipation des Patienten in den Bereichen Arbeit, Freizeit und Selbstversorgung" (Walkenhorst 2006: 108).

▪ **Ergotherapie** unterstützt und begleitet Menschen jeden Alters, die in ihrer Handlungsfähigkeit eingeschränkt oder von Einschränkung bedroht sind. Ziel ist, sie bei der Durchführung für sie bedeutungsvoller Betätigungen in den Bereichen Selbstversorgung, Produktivität und Freizeit in ihrer persönlichen Umwelt zu stärken. Hierbei dienen spezifische Aktivitäten, Umweltanpassung und Beratung dazu, dem Menschen Handlungsfähigkeit im Alltag, gesellschaftliche Teilhabe und eine Verbesserung seiner Lebensqualität zu ermöglichen (vgl. DVE 2008: 7).

▪ **Physiotherapie** nutzt als natürliches Heilverfahren die passive – z.Bsp. durch den Therapeuten geführte – und die aktive, selbstständig ausgeführte Bewegung des Menschen, sowie den Einsatz physikalischer Maßnahmen zur Heilung und Vorbeugung von Erkrankungen. Physiotherapie findet Anwendung in vielfältigen Bereichen von Prävention, Therapie und Rehabilitation, sowohl in der ambulanten Versorgung als auch in teilstationären und stationären Einrichtungen. Damit ist die Physiotherapie eine Alternative oder sinnvolle Ergänzung zur medikamentösen oder operativen Therapie. Sie ist ein dynamischer Prozess, der sich an die Steigerung der Belastbarkeit im Verlauf des Heilungsprozesses anpasst (vgl. ZVK 2014).

▪ Der Tätigkeitsbereich der **Logopädie** umfasst die logopädische Diagnostik, Therapie und Beratung bei Personen mit Sprach-, Sprech-, Stimm- und Schluckstörungen. Logopäden und Logopädinnen sind darin ausgebildet festzustellen, ob eine Sprach-, Sprech-, Stimm- oder auch Schluckstörung vorliegt und wie sie zu behandeln ist. Sie diagnostizieren und therapieren auf der Grundlage einer ärztlichen Verordnung und beraten Patienten und ihre Angehörigen. Im Vorfeld von Erkrankungen können logopädische Beratung und Präventionsangebote dazu beitragen, Kommunikationsstörungen vorzubeugen. Auch während einer Erkrankung können Logopäden helfen, mögliche Folgen für die Sprache, das Sprechen oder die Stimme abzuwenden oder abzumildern (vgl. dbl 2014).

Wie bereits beschrieben, stehen die therapeutischen Gesundheitsberufe vor der Situation, dass zum einen die zu erfüllenden Aufgaben in den aktuellen Handlungsfeldern gestiegen sind (vgl. Wissenschaftsrat 2012) und sich insgesamt eine Veränderung der Handlungsfelder ergibt. Um professionelles Handeln zu verbessern, wurde eine Etablierung der grundständigen Berufsausbildung von bisher Berufsfachschulniveau auf Hochschulebene gefordert, um auch durch Forschung

bestehende Strukturen zu analysieren und um zukunftsorientierte Problemlösestrategien zu entwickeln (vgl. Walkenhorst 2006: 113). In diesem Kontext
wurden seit der Öffnung der Modellklausel einige Studiengänge an Hochschulen
und Fachhochschulen etabliert. Die Gesundheitsberufe formulieren in ihren Stu-
dienbeschreibungen den Anspruch an eine kontinuierliche Reflexion des beruflichen Alltags und eine reflexive Handlungskompetenz im Sinne eines „reflektierenden Praktikers" (Schön 1983). In diesem Zusammenhang steht die
Resilienzkompetenz als eine Kompetenz eines Praktikers, um in krisenhaften
Situationen handlungsfähig zu bleiben.

3.3 Therapeutische Kompetenzen laut Curricula

Die therapeutische professionelle Kompetenz wird in den Gesundheitsberufen
Ergotherapie, Logopädie und Physiotherapie erstmals seit 2009 im Rahmen von
Modellstudiengängen erworben. Übergeordnetes Qualifikationsziel ist dabei die
berufspraktische, akademische Ausbildung zum Ergotherapeuten, Logopäden
oder Physiotherapeuten. Dies umfasst die Vermittlung professioneller Kompetenzen im Sinne von Fach-, Methoden-, Sozial- und Selbstkompetenz. Um berufliche Handlungskompetenz zu erreichen, muss eine Kompetenzentwicklung
stattfinden. Kompetenzziele leiten sich aus einer systematischen Kompetenzer-
fassung ab und beziehen sich konsequent auf den Lernenden. Kompetenzziele
sind immer Werteziele, die handlungsorientiert und auf selbstorganisierte Lösungen von Praxisproblemen ausgerichtet sind (vgl. Erpenbeck/ Sauter 2010a:
78).
      Für den Bereich der Logopädie wurde 2014 ein Kompetenzprofil erstellt
(Rausch/ Thelen/ Beudert 2014: 7). Für den Bereich Ergotherapie liegt seit 2007
eine Kompetenzbeschreibung vor (vgl. DVE 2008). Für den Bereich Physiotherapie liegt seit 2011 eine Kompetenzbeschreibung vor (vgl. Physiotherapie Bundesverband 2011).
      Das Konzept der Resilienzförderung im Studium soll die Entwicklung der
Resilienzkompetenz als Teil der Gesamtkompetenzen fördern. Hierfür wird ein
theoretischer Blick auf den Prozess von Kompetenzentwicklung geworfen und
parallel dazu jeweils das Konzept zu betrachte.

Eine Kompetenzentwicklung setzt immer Wissen und Qualifizierung voraus, so
dass ein erster Schritt der Prozesskette zum Kompetenzerwerb die **Wissensvermittlung** darstellt. Wissensvermittlung kann je nach unterschiedlichen Lerntheorien unterschiedlich gestaltet sein (vgl. Erpenbeck/ Sauter 2010b: 32-33).
      Das zu entwickelnde Konzept der Resilienzförderung beinhaltet einen The-
orieblock zur Wissensvermittlung (Modul: Verstehen).

An diese Phase schließt sich die Phase der **Wissensverarbeitung** an, in der das erworbene Wissen gesichert wird. Mittels Übungen, Fallstudien oder Rollenspielen wird die Wirklichkeit nachgespielt. Die Lernenden werden gefordert Lösungen für konstruierte Probleme zu finden. Dieses kann mittels Einzel- oder Tandemlernen gut realisiert werden. Bis zu diesem Abschnitt spricht man noch nicht von der Entwicklung von Kompetenzen, hier befindet man sich noch auf der Ebene von erworbenen Qualifikationen, denn es können hier nur vereinzelt Labilisierungsprozesse initiiert werden, die zu individuellen Entscheidungsprozessen führen (vgl. ebd: 37).

Diese Ebene wird in dem neuen Konzept zur Resilienzförderung in allen Modulen abgedeckt.

Kompetenzen entwickeln sich erst mit dem Schritt des **Wissenstransfers** in die Praxis und benötigen Kommunikationsaustausch mit anderen Lernenden. Durch reale Transferaufgaben (in Rollenspielen sich gegenseitig anleiten oder behandeln), die individuelle Herausforderungen bieten, sollen Emotionen, Wertvorstellungen und eigene Motivationen erlebbar gemacht werden. Durch individuelles Erfahrungslernen können erste Schwierigkeiten, ohne dabei unter Druck zu stehen, überwunden werden. Der Austausch mit anderen Lernenden, die Diskussion über Probleme und Lösungswege und die Entwicklung der eigene Reflexionsfähigkeit wird gebahnt (vgl. ebd: 38). Der Austausch mit anderen und die Entwicklung von Reflexionsfähigkeit sind Zielsetzung des Konzeptes und werden in allen Modulen methodisch umgesetzt.

Diese Phase leitet dann in die Phase der **Kompetenzentwicklung** in realen Entscheidungssituationen über. Hier ist die Wirklichkeit das notwendige Instrument der Kompetenzentwicklung und die verinnerlichten Werte bilden die sichere Basis für professionelle Kompetenz (vgl. ebd: 38). Diese Kompetenzentwicklung wird realisiert, indem die Studierenden in eigenen Therapien mit den jeweiligen Patienten im Studium komplexe Entscheidungssituationen bewältigen müssen. Sie lernen in der fachpraktischen Ausbildung, die in das Studium integriert ist, Anforderungen des Arbeitslebens zu bewältigen. Durch das Hineinwachsen in ihre Rolle als „Therapeuten" findet Kompetenzentwicklung vom Novizen zum Experten statt, da die eigenen Emotionen und eigene biographische Beteiligung im Beziehungsprozess reflektierend in der Praxisbetreuung und / oder Ausbildungssupervision zum Thema gemacht werden. Die Kopplung der Lernsysteme Studium und berufliche Ausbildung schafft insofern optimale Bedingungen, da „die Selbst- und Fremdreflexion der mit dem Lernen verbundenen irritierenden, labilisierenden Erfahrungen zum wesentlichen Teil der Lern- und Handlungsfähigkeit werden" (Erpenbeck/ Sauter 2010a: 119).

Der Wissenstransfer bis hin zur tatsächlichen Kompetenzentwicklung findet in der Praxis statt. Durch Erfahrungslernen werden im Interaktionshandeln die Konsequenzen des eigenen therapeutischen Tuns sichtbar und das Hineinwachsen in die therapeutische Rolle initiiert. Der Labilisierungsprozess entsteht durch die Konfrontation mit der Persönlichkeit des Patienten, durch die Konfrontation mit der eigenen Biographie und in der Auseinandersetzung mittels Fremd- und Eigenreflexion. Wie bereits beschrieben, entwickeln sich Kompetenzen nicht durch Informationsvermittlung, sondern durch konkrete Chancen und Möglichkeiten eines „learning by doing" unter Supervision durch geschulte Lehrende mit nachfolgendem Feedback (vgl. Heyse 2014: 202). Dieser Weg der Kompetenzentwicklung findet in den therapeutischen Gesundheitsberufen aus beruflicher Tradition schon immer statt, sowohl in der Arbeit in den Kliniken „am Bett" unter Praxisanleitung, als auch in den Therapieräumen der Studiengänge Logopädie durch die Arbeit mit Spiegelscheiben (vgl. Subellok/ Winterfeld 2013) mit Ausbildungssupervision durch geschulte Lehrtherapeuten.

Die Kompetenzentwicklung im Studium impliziert eine Werteaneignung, denn „Werte entstehen, wenn Menschen ihr Wissen zu Emotionen und Motiven des eigenen Handelns machen" (Erpenbeck/ Sauter 2010b: 30). Kompetenzen sind multimodal, insofern sie „kognitive emotional-motivationale, volitive und aktionale Komponenten einschließen" (Kauffeld 2006: 20). Auf dieser Ebene entwickeln sich im therapeutischen Prozess therapeutische Kompetenz und Resilienzkompetenz parallel.

Resilienz nimmt zu, indem man durch Krisen geht, indem man lablilisiert wird. Diese Erfahrungen müssen reflektiert werden, um daraus lernen zu können. Somit ist die Entwicklung von Resilienzkompetenz als Prozess im Studium realisierbar.

Allerdings stellt sich an dieser Stelle die Frage, welchen Kompetenzbereichen Resilienzkompetenz innerhalb eines Studiums zuzuordnen ist.

3.4 Einordnung der Resilienzkompetenz in das Kompetenzmodell Studium

Zum einen ist Resilienz eine personale Kompetenz im Bereich der Selbstkompetenz, zum anderen kann sie den sogenannten Schlüsselkompetenzen zugeordnet werden. Diese Aspekte werden im Folgenden durchdacht und begründet. In der Realisation des Konzeptes der Resilienzförderung im Studium ist es aus strukturellen Gründen sicherlich vorerst einfacher ein Wahlpflichtmodul Resilienzförderung zu etablieren, als bestehende Modulhandbücher zu modifizieren. Beides wäre sinnvoll und denkbar.

3.4.1 Resilienz als Schlüsselkompetenz

Speziell im Gesundheitsbereich hat in den vergangenen Jahren die Komplexität zugenommen, in der sich professionell Tätige bewegen müssen und der Bedarf einer umfassenden Handlungskompetenz, die über eine rein fachliche hinausgeht, ist unumstritten (vgl. Walkenhorst/ Nauerth 2009: 9). So erfolgt im Studium eine Abkehr von der Inhaltsebene und die Vermittlung von Fertigkeiten und übergreifenden Kompetenzen rücken in den Fokus. Grund dafür ist, dass komplexe Systeme nur mit einem hohen Maß an Eigenverantwortung und Selbstorganisation gehandhabt werden können, wofür wiederum ein „hohes Maß an Varietät" (ebd: 14) benötigt wird. Diese Kompetenzen werden als Selbstorganisationsdisposition verstanden und somit wird Selbstorganisationsfähigkeit zum zentralen Thema für die Studierenden (vgl. Erpenbeck/ von Rosenstiel 2003: XXIV). Kompetenzentwicklung bedeutet somit „Menschen zu befähigen, sie beim Lernen und Lösen von komplexen Situationen zu unterstützen, ihnen Spielräume zu gewähren und Möglichkeiten zu offerieren" (Walkenhorst/ Nauerth 2009: 16). Lehrende werden zu Begleitern der Lernenden, sie stellen förderliche Rahmenbedingungen für diese Kompetenzentwicklung zur Verfügung und begleiten individuelle Lernprozesse (vgl. ebd: 17).

Bei Kompetenzen geht es nicht, wie bereits beschrieben, um das Verfügen über spezielles Wissen, sondern um die Fähigkeit in offenen, komplexen problemhaftigen Situationen mit diesem erworbenen Wissen selbstorganisiert zu handeln (vgl. Heyse 2014: 202). Heyse stellt in diesem Zusammenhang die Frage, ob deutsche Hochschulen tatsächlich „kompetente Fachleute" ausbilden (vgl. ebd: 201). Er zeigt auf, dass es einen gravierenden Widerspruch zwischen den Kompetenzentwicklungs-zusagen der Hochschulen und dem tatsächlich Geleisteten gibt. Viele Prüfungs-ordnungen würden bescheinigen, dass neben dem Fachwissen auch der Erwerb von Sozialkompetenz und personaler Kompetenz überprüft wird. In vielen Modul-handbüchern sind sie zwar beschrieben, aber niemals methodisch abgesichert, nicht obligatorisch entwickelt, nicht zertifiziert oder validiert (vgl. ebd: 201). Man gehe quasi davon aus, dass die Studierenden mit dem Nachweis ihrer fachlichen Kompetenz automatisch auch über andere Kompetenzen verfügen. Die Verantwortung der Studierenden für sich selbst sollte ein fester Bestandteil in Studiengängen werden (vgl. Sonnenmoser 2009: 308) und kann durch die Förderung von Resilienz unterstützt werden.

Offenheit für Veränderungen, Problemlösefähigkeit und Kommunikationsfähigkeit sind Schlüsselkompetenzen, die zunehmend wichtiger werden für berufliche Herausforderungen (vgl. Heyse 2014: 202). Die Studierenden sollen lernen, ihre Stärken und Schwächen zu analysieren und daran zu arbeiten und sie sollen von den Lehrenden bewusst ermutigt werden, ihre Kompetenzen zu erweitern. Sie sollten aus Fehlern lernen dürfen und im Erfahrungsaustausch mit anderen Studierenden ihren Erfahrungshorizont und ihre Perspektiven erweitern. Kompetenzentwicklung ist, wie beschrieben, die Entwicklung optimaler kognitiver, emotionaler und motivationaler Strukturen und umfasst die

„implizite Entwicklung und Förderung der Fähigkeit und Bereitschaft zur selbstständigen, eigenverantwortlichen und selbstgesteuerten Weiterentwicklung von tätigkeitsspezifischem Wissen und Können sowie aufgabenübergreifender, persönlichkeitsförderlicher Schlüsselqualifikationen" (Walkenhorst/ Nauerth 2009: 16).

In diesen Kontext fügt sich Resilienzkompetenz für therapeutische Gesundheitsberufe ein: als Fähigkeit Irritationen bei gleichzeitiger Aufrechterhaltung der eigenen Integrität auszugleichen, als Fähigkeit, den Rückgriff auf persönliche und sozial vermittelte Ressourcen zu schaffen und Entwicklungspotential dadurch zu entfalten. Somit ist Resilienzkompetenz eine Schlüsselkompetenz.

3.4.2 Resilienz als personale Kompetenz

Im interdisziplinären hochschulischen Fachqualifikationsrahmen für therapeutische Gesundheitsfachberufe in der Ergotherapie, Physiotherapie und Logopädie (FQR-ThGFB 2013) werden Kompetenzen ausgewiesen, die für alle drei Therapieberufe zutreffend sind. Es wurden die Kompetenzkategorien des Deutschen Qualifikationsrahmens für Lebenslanges Lernen (vgl. AK DQR 2014) verwendet und auf Ebene 6 (Bachelor), 7 (Master) und 8 (Promotion) konkretisiert. In dieser Arbeit wird der Bezug nur auf der Bachelorebene hergestellt.

Im DQR und FQR wird Kompetenz als Handlungskompetenz verstanden und wird in den Dimensionen Fachkompetenz und personale Kompetenz dargestellt, Methodenkompetenz ist integraler Bestandteil dieser Dimensionen.

Bachelor-Niveau 6			
Fachkompetenz		Personale Kompetenz	
Wissen	Fertigkeiten	Sozialkompetenz	Selbstkompetenz
Breite und Tiefe	Instrumentale und systemische Fertigkeiten, Beurteilungsfähigkeit	Team/ Führungstätigkeit, Mitgestaltung, Kommunikation	Selbständigkeit/ Verantwortung, Reflexivität, Lernkompetenz

Abbildung 2:   Handlungskompetenz (nach DQR, FQR).

Im Bereich der Selbstkompetenz wird beschrieben: „Die eigene Person wird als ein Teil des Prozesses verstanden und passt sich den situativen Bedingungen an. Das eigene Handeln wird aktiv begründet und reflektiert" (vgl. Abbildung 6 ff., Anhang S. 81 ff.).

Das eigene Handeln zu reflektieren und Handlungsspielräume erweitern – unter dieser Überschrift würde man die Entwicklung von individueller Resilienzkompetenz einordnen können. Die Förderung der Resilienz als Kompetenz sich den Anforderungen des Arbeitsalltags flexibel anzupassen, ist somit ein Aspekt der Entwicklung personaler Kompetenzen als Selbstkompetenz. Diese kann durch die Entwicklung der Selbstreflexivität gefördert werden. Kauffeld beschreibt, dass sich die Selbstkompetenz auf das „ich" bezieht (vgl. Kauffeld 2006: 25) – es also darum geht, wie ein Individuum beim Erwerb neuer Kompetenzen innerhalb der Arbeitssituation mit sich selbst umgeht. Die Studierenden erwerben die Fähigkeit zur Reflexion, Problemanalyse und zum Perspektivenwechsel innerhalb des interpersonalen Prozesses und setzen diese zur Darstellung von Sachverhalten, Einführung von Neuerungen sowie zur gemeinsamen Problemlösung ein (vgl. DVE 2008: 19).

Zur Selbstkompetenz zählt einerseits also die Selbstwahrnehmung, das bewusste Reflektieren der eigenen Fähigkeiten und Ressourcen, sowie auch die Offenheit für Veränderungen (vgl. Kauffeld 2006: 26).

Im Anhang sind zu den Arbeitsfeldern Aufgabenstellung, Planung, Umsetzung und Evaluation die jeweiligen Kompetenzen beschrieben (vgl. Abbildung 6 ff., Anhang S. 81 ff.).

Zusammenfassend kann Resilienzkompetenz als eine Selbstkompetenz, eine personale Kompetenz und eine Schlüsselkompetenz gleichermaßen angesehen werden und kann somit als Kernkompetenz bezeichnet werden.

4 Erwachsenenpädagogische Interventionen

Ausgehend von Leitlinien, die für die Kompetenzentwicklung gelten, stellt sich die Frage, wie Erwachsene lernen und wie es methodisch gelingen kann, Resilienz als Lernprozess anzuregen. Auf der Grundlage einer konstruktivistischen Perspektive werden ausgewählte Lerntheorien beleuchtet, die im Konzept Anwendung finden. Die Auswahl orientiert sich an eigenen Erfahrungen mit Ausbildungssupervision von Studierenden.

4.1 Leitkriterien für die Entwicklung von Kompetenzen

Folgende Kriterien gelten für die Kompetenzentwicklung (vgl. Gillen 2006: 98 ff.):

4.1.1 Subjektbezug

Darunter ist zu verstehen, dass Kompetenz nicht losgelöst vom Individuum betrachtet und nur vom Subjekt selbst entwickelt werden kann. Subjektbezug ist als Handlungspotenzial zu verstehen und somit sind Kompetenzen an die individuelle Befähigung und Bereitschaft zu eigenverantwortlichem Handeln gebunden.

In dem hier entwickelten Konzept zur Resilienzförderung wird darauf geachtet, eine Anschlussfähigkeit der Studierenden zu erreichen und, obwohl es als Gruppenkonzept konzipiert ist, das Individuum in den Fokus zu stellen, um eigenverantwortliches Lernen und Handeln anzuregen.

4.1.2 Biographische Entwicklung

Diese gründet sich auf die Erkenntnis, dass sich Kompetenzen im Verlauf des gesamten Lebens entwickeln und somit neben formal erworbenen auch informell erworbene Kompetenzen anzuerkennen und zu fördern sind.

Da im Konzept zur Resilienzförderung interne Schutzfaktoren identifiziert und aktiviert werden, ist eine biographische Verankerung gegeben und informell erworbene Fühl-, Denk- und Handlungsmuster werden gefördert.

4.1.3 Interaktion

Dieses Kriterium trägt der Tatsache Rechnung, dass sich Kompetenzen in kon-kreten Handlungssituationen entwickeln und somit „Widersprüche und Störun-gen, die sich nicht auf der Grundlage routinemäßiger Strukturen bearbeiten las-sen, als Anlässe für Kompetenzentwicklungen identifiziert werden" (ebd: 101). Kompetenzentwicklung ist somit das Resultat der Interaktion von Subjekt und Umwelt.

Hier findet sich die Kompetenzentwicklung von Resilienz in einem hohen Maße wieder, denn „Kompetenz entwickelt sich gerade durch die Kompensation von Störungen, Lücken oder Widersprüchen" (ebd: 102).

4.1.4 Kooperation

Kooperation ist die Bezeichnung für Interaktion zwischen Menschen. Zum einen ermöglicht die Kooperation mit anderen den Abgleich eigener Erkenntnisse, zum anderen beeinflusst dieser Erfahrungsaustausch auch das Lernen anderer. Somit hat Kooperation sowohl für Novizen als auch für Experten eine Bedeutung, denn beide Gruppen werden jeweils von der anderen zur Validierung ihrer Erkenntnis-se angeregt (vgl. ebd: 103).

Dieser Aspekt ist die Basis in dem Konzept zur Resilienzförderung. Novi-zen und Experten (Studierende aus allen Semestern) stehen im Austausch und interdisziplinärer Austausch der unterschiedlichen Berufe ist gewünscht.

4.1.5 Erfahrung

Die Bedeutung von Erfahrung wird besonders von Dewey betont. Erfahrung und ihre Verarbeitung ist für die Konstruktion neuer Strukturen auf einer jeweils höheren Ebene notwendig (vgl. Dewey 1986: 291 ff.).

Diese Erfahrung stellt sich durch selbst durchgeführte Therapien ein und durch die Erprobung von Strategien im häuslichen Tun durch Transferaufgaben.

4.1.6 Reflexion

Wie bereits beschrieben, entwickeln sich Kompetenzen durch Störungen im Handlungsvollzug. Diese müssen durch Formen der Reflexion bearbeitet wer-den, und somit wird Selbstreflexivität und strukturelle Reflexivität zu einem bedeutenden Anteil für eine Kompetenzentwicklung (vgl. Gillen 2006: 105).

Die Anregung der Selbst-reflexivität nimmt einen zentralen Platz in dem Konzept zur Resilienzförderung in nahezu allen Modulen ein.

Unter der Perspektive von Hochschullehre sollen nun Lerntheorien aus der Begründung einer konstruktivistischen Grundhaltung theoretisch näher betrachtet werden, um sie dann in der Konzeptentwicklung umzusetzen. Wittwer bietet mit seinem Artikel „Individuelle Stärke – Navigator für die berufliche Entwicklung" die optimale Verknüpfung zwischen Resilienzförderung und individueller Lernbegleitung. Er stellt die These auf, dass, wenn wir „das Potenzial der Menschen ausnützen wollen, wir zur Stärkeentwicklung kommen müssen" (Wittwer 2009: 23). Er geht davon aus, dass die Orientierung in unserer beruflichen Entwicklung in den Individuen selbst begründet sein muss. Damit sind die Fähigkeiten und Fertigkeiten gemeint, die „von einem Subjekt in besonderem Maße beherrscht und in unverwechselbarer Weise angewendet werden" (ebd: 27). Diese individuellen Stärken erfüllen vier Funktionen:

■ sie geben Orientierung: Das Wissen um die eigene Stärke und deren Erleben in unterschiedlichen Situationen wird zum Motor der beruflichen Entwicklung

■ sie stellen Kontinuität her

■ sie begründen Fachqualifikationen: Eine Stärke wird sich immer innerhalb eines fachlichen Kontextes zeigen. Somit sind zu ihrer Anwendung auch immer fachliche Qualifikationen erforderlich.

■ sie motivieren und geben Selbstvertrauen: Das Subjekt besitzt etwas, worauf es sich auch in schwierigen Situationen verlassen kann (vgl. ebd: 27-28).

Durch den Beginn der eigenen Therapien findet eine „Perturbation" für die Studierenden statt, die die Grundlage für einen Veränderungs- oder Transformationsprozess bietet. „Gerade die Orientierungslosigkeit (...) erlaubt es auch, dass man (...) problematisch gewordenes Verhalten besser verlernen und erwünschtes Verhalten besser neu lernen kann" (Ortiz-Müller/ Scheuermann/ Gahleitner 2010: 8). Somit birgt die Unsicherheit eine Chance für den Lernprozess und die Kompetenz für Bewältigung wird angeregt. Dies geschieht durch die Resileinzförderung.

4.2 Pluralität von Lernwegen

Wie lernen erwachsene Studenten? Wie können sie es schaffen zu lernen und gleichzeitig in der fachpraktischen Ausbildung bereits als Therapeuten agieren? Wie lernen Patienten? Wie beeinflusst sich das gegenseitig? Resilienz wird zum einen als die Fähigkeit beschrieben, aus schwierigen Situationen einen Lernwert zu ziehen und zum anderen wird in der Forschung davon ausgegangen, dass man Resilienz lebenslang fördern kann. Dieser Lernprozess ist Grundgedanke dieser Arbeit. Diese Perspektiven gilt es zu beleuchten, um in erster Linie den Lernenden – und in zweiter Instanz auch den Patienten- gerecht zu werden.

4.2.1 Der konstruktivistische Ansatz – Lernen als selbstreferentieller Bezug

Dem systemisch-konstruktivistischen Konzept von Horst Siebert liegt folgende These zugrunde: „Erwachsene sind lernfähig, aber unbelehrbar" (Siebert 2009: 35). Das bedeutet, dass das, was Erwachsene lernen und anwenden können, von der Logik des ihnen bereits zur Verfügung Stehenden abhängt. Erkenntnisprozesse werden durch das individuelle System erzeugt (vgl. Arnold 2001: 176). Sowohl bei dem Lerner als auch bei dem Lehrenden wirkt die autopoietische Selbstgesteuertheit eines geschlossenen Systems. Somit führt die systemische Unmöglichkeit des Lehrens zu der Frage, wie Selbstlernkompetenzen in systematischer Weise gefördert werden können, denn nur so wird die Selbstgesteuertheit des Lernens Erwachsener erreicht werden können. Lernen wird beschrieben als ein „aktiv-konstruktiver Prozess, der stets in einem bestimmten Kontext und damit situativ sowie multidimensional und systemisch erfolgt" (Reinmann-Rothmeier/ Mandl 1997). Systemtheoretisch betrachtet können verschiedene lernende Systeme nicht auf den gleichen Stand gebracht werden – machbar ist lediglich, dass die Subjekte mit ihren Kompetenzen entsprechend ihrer eigenen Logik für sich selbst weiter kommen (vgl. Arnold 2010: 106).

Diese Erkenntnis zeigt sich bei jedem Studierenden und auch bei jedem Patienten. Keine therapeutische Situation ist reproduzierbar, da jeder Patient unterschiedlich auf gleiches Angebot reagiert – und aus der Perspektive des Lehrenden therapiert jeder Studierende seiner Persönlichkeit und seinen eigenen Ressourcen entsprechend. Im Lehrprozess nimmt jeder Studierende entsprechend seinen Ressourcen nur dann neue Inhalte oder Verhaltensmuster auf, wenn sie anschlussfähig und sinnhaft erscheinen.

Es besteht somit in der fachpraktischen Ausbildung eine „dreifache" Kontingenz: Lehrende vermuten, was die Lernenden denken, die wiederum Vermutungen anstellen, was ihre Patienten denken. Dies stellt eine Herausforderung dar, die im Kapitel 5 näher betrachtet wird.

Der Gedanke der Bewältigung von Herausforderungen findet sich im systemisch konstruktivistischen Denken. Der Lernprozess wird von außen oder durch Perturbation angeregt (vgl. Siebert 2001: 195). Der Aspekt der Krise ist im Studium der Gesundheitsfachberufe per se durch den oben genannten frühzeitigen Einstieg in Therapien gegeben – jeder Novize wird perturbiert und fühlt Unsicherheit oder Angst.

Hier greift im Sinne der Didaktik der Grundgedanke Meuelers, nämlich dass man an den Ich-Kräften ansetzen muss- nur so können aus konstruktivistischer systemischer Sicht im Sinne von ressourcenorientierter Arbeit, übergreifende Schlüssel-qualifikationen wie Problemlösekompetenz, Kooperationskompetenz und auch Selbstbewusstsein entstehen (vgl. Meueler 2001).

Jeder konstruiert seine eigene Wirklichkeit und jeder bildet seinen eigenen Anschluss an seine Vorerfahrungen, Fühl- und Denkmuster. Diese Konstruktion als solche zu erkennen und wahrzunehmen und Lösungen zu finden, ist tägliche therapeutische Arbeit. Welche Persönlichkeit hat dieser Patient? Was fühlt er in einer Krisensituation? Wie hat er gelernt mit Krisen umzugehen? Mit welchem Lebensbezug kommt er in die Therapie? Diese Konstruktion gilt es dann mit der eigenen Konstruktion als Therapeut zu verbinden: Wie therapiere ich? Was ist mein Anteil am Gelingen der Therapie? Was löst das Verhalten des Patienten in mir aus? Warum führt diese Konfrontation zu meiner persönlichen Krise? Warum fühle ich mich genervt? Warum empfinde ich die Mutter in ihrem Verhalten als schuldig? Warum übt der Patient nicht? Für den Lehrenden gelten diese Fragestellungen in ähnlicher Weise. Wie kann ich eine Anschlussfähigkeit von Studierenden erreichen? Wie kann ich Lernen ermöglichen? Welche Angebote kann ich setzen? Welche Lernerfahrungen kann ich bieten?

Arnold spricht in diesem Zusammenhang von der Notwendigkeit einer modernen Didaktik, die eine „Pluralisierung des Lehrens und Lernens" realisiert (vgl. Arnold/ Prescher/ Werle 2014: 409). Diese Didaktik, die auf Kompetenzentwicklung ausgerichtet ist, sollte den „Umgang mit anderen Wirklichkeitskonstruktionen im Sinne der Berücksichtigung formaler und metakognitiver Kompetenzen üben und auch die (...) Aneignungsprozesse selbst als Teil des Lerngegenstands verstehen" (ebd: 409). Siebert betont hier die Sensibilisierung für die eigenen Wahrnehmungs-, Gefühl- und Denkvorgänge (vgl. Siebert 1991: 80).

Aus diesen Überlegungen heraus, kann für das Konzept der Resilienzförderung im Studium folgendes geschlossen werden: wenn der Lernende als ein operationales und autonomes geschlossenes System betrachtet wird, hat der Lehrende keinen steuerbaren Einfluss auf den Lernprozess. Lernende sind zwar operational geschlossen, aber „energetisch offen", d. h. sie sind neugierig und offen für Lerninformationen, die für sie anschlussfähig, also sinnhaft sind. Jeder Lernende verarbeitet diese neuen Informationen so, wie „es seinen biografieindizierten kognitiven Fähigkeiten entspricht" und integriert diese neuen Informationen, indem er seine inneren Wirklichkeitskonstrukte aktiv umbaut (vgl. Schneider 2011: 119). Somit bedeutet Lehre Anschlussfähigkeit zu gewährleisten und auf der Ebene von Handlungsmöglichkeiten eine größtmögliche Auswahl zu bieten (vgl. ebd: 120). Die Anschlussfähigkeit wird im Modul Verstehen angestrebt und um die Pluralität des Lehrens und Lernens umzusetzen und um die

Sensibilität für Wahrnehmung, Denken, Fühlen und Handeln anzuregen, werden folgende Ansätze in dem Konzept umgesetzt:

4.2.2 Deutungsmusteransatz und Resilienz

Der Konstruktivismus geht von der Annahme aus, dass sich jeder Mensch seine Welt, die er zu erkennen meint, selbst konstruiert (vgl. Arnold, 2008: IV). Jeder Mensch ist somit durch seine frühen individuellen Emotions – und Deutungsmuster geprägt. Diese wirken sich im Handeln, Denken und Fühlen dieser Person aus (vgl. ebd: 21). Erwachsenenlernen vollzieht sich laut Arnold im Sinne einer Deutungsmusterveränderung (vgl. ebd: 56). Die Veränderung dieser sogenannten Primärkonstrukte kann nur der individuellen Logik des Einzelnen folgen, eine Veränderung ohne Anschluss an diese Prägung kann nicht gelingen (vgl. Arnold 2010: 83). Resilienz wird genau als diese Handlungs- und Orientierungsmuster beschrieben, die Individuen in der Konfrontation mit und in der Bewältigung von widrigen Lebensumständen herausbilden (vgl. Welter-Enderlin/ Hildenbrand 2010: 205). Somit kann Resilienzförderung als eine Transformation vorhandener Deutungsmuster gesehen werden. Studierenden sollte es im Zuge einer Resilienzförderung möglich sein, ihre eigenen Fühl-, Denk- und Handlungsweisen proaktiv zu gestalten. Dazu zählen neben der konstruktiven Selbststeuerung auch unterstützende Faktoren in der Umwelt zu erkennen und zu nutzen.

Aus diesen Überlegungen heraus wird das Konzept der Resilienzförderung im Studium in unterschiedliche Module strukturiert, in denen Fühlmuster, Denkmuster und Handlungsmuster der Studierenden in den Fokus genommen werden, um sich mittels Selbstreflexion die Wirkungsweisen bewusst zu machen und eventuell Veränderungen zu initiieren.

4.2.3 Identitätslernen und Resilienz

Der Grundgedanke für das Lernen Erwachsener ist die subjektorientierte Begleitung in dem Verständnis, dass jeder als Gestalter seiner eigenen Biographie wirkt, Veränderungen im eigenen Leben vornimmt, angepasst an lebensweltliche, familiäre und gesellschaftliche Bedingungen (vgl. Meueler 2001: 11). Wichtig ist, dass und auf welche Art und Weise eine Person im Kontext ihrer familiären und lebensweltlichen Prägungen gestärkt oder geschwächt mit ihrer Biographie umgehen kann. Der Lernende soll durch eine umfassende Selbstreflexion diese Lernmuster erkennen. Sie werden, so Meueler, „erlebbar in Krisen" (ebd: 69). Dies führt konsequenterweise zu einer Didaktik des sich Erprobens und des selbstgesteuerten Handelns.

Im Bereich der Arbeit mit Patienten sind Therapeuten durch die zunehmende Bedeutung von Lebensqualität und Teilhabe gefordert, nicht mehr nur Expertenwissen zu liefern oder den Blick auf die „Krankheit" und deren Verbesserung oder Heilung zu werfen. Vielmehr geht es auch darum, die Entwicklung der Fähigkeit, Ressourcen, Problemstellungen und Zielsetzungen von Therapie aus der Sicht der Adressaten zu sehen und deuten zu lernen (vgl. Hansen 2009: 384). Hier findet eine Spiegelung bzw. Dopplung von Resilienz statt: Ein Therapeut, der selbst die Erfahrung gemacht hat, dass man aus Krisen gestärkt hervor gehen kann, wird eher die Zuversicht in seinem therapeutischen Wirken aufbringen und dem Patienten, der eine Krise erleidet, Schutz und Unterstützung anbieten können. Die Resilienzforschung belegt bereits, dass Therapeuten diesen Auftrag vorzugsweise dann erfüllen können, wenn sie sich programmatisch auf die Einzigartigkeit des Lebenslaufs einlassen. Dies bedeutet, nicht nur auf Fähig- und Fertigkeiten des Klienten zu schauen, sondern auch in den Blick zu nehmen, innerhalb welcher Kontexte diese wirksam wurden und den Patienten insgesamt innerhalb seines aktuellen Umfeldes zu betrachten.

Aus diesen Überlegungen heraus, wird für das Konzept der Resilienzförderung im Studium folgendes umgesetzt: die Studierenden setzen sich mit ihrer eigenen Biographie auseinander, um Stärken und Ressourcen zu identifizieren und wertzuschätzen. Als nächsten Schritt sollen sie die biographische Lebenswelt ihrer Patienten einbeziehen und im therapeutischen Setting nutzen. Dies kann durch den folgenden Ansatz vertieft werden.

4.2.4 Biographisches Lernen und Resilienz

Angesichts schichtenübergreifend diskontinuierlicher Berufs- und Lebenswege wird Biographizität, der selbstbewusste Umgang mit der eigenen Geschichte, „die Fähigkeit, moderne Wissensbestände an biographische Sinnressourcen anzuschließen und sich mit diesem Wissen neu zu assoziieren", zu einer primären Kompetenz (vgl. Behrens 2014). Biographien als methodisches Element stellen für die Erwachsenbildung traditionell wichtige Erkenntnisquellen dar (vgl. Egloff 2011: 156). Die Auseinandersetzung mit fremden Biographien kann über die eigene Biographie zur Selbstreflexion und Selbstvergewisserung führen, oder gar neue Deutungs- und Handlungsmöglichkeiten durch einen Wechsel der Perspektive initiieren (vgl. ebd: 159). Biographien erlauben es, Identitätsbildungsprozesse von Individuen aus deren subjektiver Perspektive und in deren Eigenlogik zu rekonstruieren (vgl. ebd: 156). Die Analyse biographischer Dokumente sensibilisiert den Studierenden vorgefertigte und dauerhafte Kategorien zu hinterfragen und wirkt realitätserweiternd (vgl. ebd: 157).

Die pädagogische Funktion biographischer Zugänge besteht zum einen in der Rekonstruktionsleistung und Selbstvergewisserung durch Narration, zum andern im reflektierenden Austausch der Lernenden untereinander (vgl. Behrens 2014).

Im Konzept der Resilienzförderung sollen die Studierenden angeregt werden, eigene biographische Ressourcen zu identifizieren und Selbstkompetenzen zu erkennen, die helfen können in neuen herausfordernden Situationen einen Zugriff darauf ermöglichen. Dies wird in dem Konzept im Modul Verstehen durch Biographiearbeit und anschließende Gruppenarbeit angeregt und durch eine Timeline-Arbeit im Modul Denkmuster vertieft.

4.2.5 Resilienz und emotionales Lernen

Es gibt kein kognitives Lernen ohne emotionale Beteiligung. Arnold plädiert für eine „Didaktik des Emotionalen" (Arnold 2005: 71). Lernprozesse müssen emotional zumutbar sein, was bedeutet, dass der Lerner auch nur das lernen wird, was er emotional in der Lage ist auszuhalten. Hier entwickelt sich emotionale Kompetenz und „emotionale Gewandtheit" (Arnold/ Siebert 2006: 98) in dem Verständnis einer Selbstreflexion, dass man über sich selbst und seine Wirkung auf andere reflektiert mit dem Bewusstsein, dass man sich auch anders verhalten könnte und kann.

Dieses Nachdenken über die eigene Wirksamkeit und diese Auseinandersetzung mit eigenen Emotionen und die Veränderungsmöglichkeiten sind zentrale Themen in dem Konzept der Resilienzförderung. Siebert stellt fest, dass „emotionale Gewandtheit" eine professionelle Kompetenz für „heilende" Berufe darstellt (vgl. Siebert 2012: 38). Hier spielt die Aktivierung der Schutzfaktoren Emotionssteuerung, Impulskontrolle und Empathie eine große Rolle. In der Umsetzung des Konzeptes gilt es, achtsam mit den Emotionen umzugehen, die Herausforderungen oder stressige Situationen hervorrufen. Dieser Aspekt findet sich im Modul der Fühlmuster wieder. Gerade wenn es um die Reflexion eigener erlebter schwerer Krisen geht, kann es sein, dass Studierende die hohe emotionale Beteiligung nicht aushalten. Dies gilt es zu akzeptieren (siehe Kapitel 5). In den Therapien werden die Studierenden ebenfalls mit hoch emotionalen Situationen und Krisen bei Patienten konfrontiert (Querschnittslähmung nach Motorradunfall, etc.) – diese „echten" Krisen können als Fallbeispiele genützt werden, um Verarbeitungsstrategien zu besprechen.

4.2.6 Resilienz und soziales Lernen / Kooperation

Nach der sozialen Lerntheorie lernt der Mensch durch Beobachtung, Imitation und durch Rollenmodelle (vgl. Bandura 2001). Diese Beobachtung anderer gelingt am besten, wenn wir bei der Beobachtung anderer a) gut aufpassen, b) versuchen uns das Wesentliche zu merken, c) die beobachteten Verhaltensweisen später nachzuahmen versuchen und d) motiviert sind, uns die beobachteten Verhaltensweisen anzueignen (vgl. McAllister/ Lowe 2013: 76).

Kooperation und Interaktion sind im Konzept der Resilienzförderung Basiselemente. Sowohl das Lernen in der Gruppe mit all seinen Möglichkeiten und Problemen kann als Lerninhalt auf der Metaebene thematisiert werden, als auch andere Lernende zu beobachten und die eigene Rolle zu reflektieren, sind Bestandteil des Konzeptes. Dies bietet auch modellhaft Erprobungsmöglichkeiten für den Umgang mit unterschiedlichsten Patienten.

4.2.7 Resilienz und Selbstreflexion

Erwachsene haben im Laufe ihres Lebens durch ihre Erfahrungen eine Persönlichkeit entwickelt, der ein individuelles Set an Emotions-, Deutungs- und Handlungsmustern zugrunde liegt. Diese Deutungen sind sehr stark mit der Identität verwoben, weil diese über den Lebenslauf auf ihre Funktionalität und Kontinuität geprüft wurden (vgl. Schüßler 2008: 3). Diese Spezifika zeichnen nach Schüßler das Lernen Erwachsener aus (vgl. ebd: 3). Schüßler beschreibt Deutungslernen als „die systematische, mehrfach reflexive und auf Selbsttätigkeit verwiesene Auseinandersetzung des Erwachsenen mit eigenen und fremden Deutungen" (ebd: 4). Ziel dabei ist, sich der eigenen Deutungsmuster bei Handlungsproblemen bewusst zu werden (vgl. ebd: 4).

Somit kann reflexives Lernen als Lernhaltung betrachtet werden. Das reflexive Lernen kann auch als eine anthropologisch begründete Kategorie gesehen werden, weil der Mensch zum reflexiven, zielgerichteten, bewussten, geplanten sowie verantwortlichen Handeln in der Lage ist (vgl. Arnold, 2013: 51).

Zum reflexiven Lernen werden die Studierenden in allen Modulen des Konzeptes in einem hohen Maße angeregt, da die Reflexionsfähigkeit einen zentralen Anteil professioneller therapeutischer Kompetenz darstellt.

Auf das Konzept bezogen bedeutet dies, dass der Lernprozess der Studierenden so durch unterschiedlichste Varianten angeregt wird. Durch diese Pluralität der Angebote kann auch der Pluralität von Lernwegen der Studierenden begegnet werden.

4.3 Neurophysiologische Basis

Abschließend soll der Blickwinkel der Neurophysiologie reflektiert werden. Das Gehirn ist zeitlebens zu adaptiven Modifikationen und Reorganisationen seiner angelegten Verschaltungen befähigt. Es ist nachgewiesen, dass Krisen und Herausforderungen die Spezialisierung im Gehirn stimulieren und dass sich dadurch die Effizienz bereits bestehender Verschaltungen verbessert. Krisen und Probleme sind damit wesentlich an der Weiterentwicklung und Ausprägung bestimmter

Persönlichkeitsmerkmale beteiligt. Schwere, unkontrollierbare Belastungen ermöglichen durch die Destabilisierung einmal entwickelter, aber unbrauchbar
gewordener Verschaltungen die Neuorientierung und Reorganisation bisheriger
Verhaltensmuster (vgl. Hüther 2008: 51). Die Neuorientierung und Reorganisation muss angeregt und durch Wiederholungen stabilisiert werden. Dies bedeutet,
dass Lern- und Veränderungsprozesse unter der Voraussetzung möglich sind,
dass ein Bewusstsein für die bisherigen Programmierungen besteht. Dieses Bewusstsein wird in dem Konzept geschärft.

4.4 Individueller Prozess der Rollenentwicklung: vom Novizen zum Experten

Die Entwicklung einer sicheren therapeutischen Haltung ist ein Sozialisierungsprozess, der Zeit braucht. Diese Sozialisierung in therapeutischen Gesundheitsberufen basiert auf der Weitervermittlung professioneller Rollen und Aufgaben
von Experten an Novizen (vgl. Godinez et al. 1999). Teil dieses Sozialisierungs-
prozesses ist eine Anpassungsphase, in der die Diskrepanz zwischen Realität und
Idealen schwindet (vgl. McAllister/ Lowe 2013: 80). In dieser Phase sind viele
Novizen frustriert, desillusioniert und entmutigt und stolpern über das Missver-
hältnis zwischen ihren Idealen, ihrem Selbstbild und der Realität (vgl. Casey et
al. 2004). Dies stellt die eingangs aufgeführte Krisenzeit dar, in der manche
Studierende aufgeben. Hier zeigt sich bereits eine Resilienzstrategie: wer offen
ist gegenüber neuen Erfahrungen und wer auf Voraussetzungen des sozialen
Lernens (vgl. Bandura 2001) zurückgreifen kann, bei dem wird das Selbstvertrauen wachsen. Novizen, die positive Rollenmodelle beobachten, lernen nicht
durch die Beobachtung alleine, sondern durch die intensive und aktive Auseinandersetzung damit. Ein Abgleich der Beobachtung mit den eigenen Wertvorstellungen und Zielen führt zur Sicherheit im eigenen Handeln.
    Die aktive Auseinandersetzung mit anderen Lernenden, der Abgleich mit
eigenen Fühl-, Denk- und Handlungsmustern ist Hauptbestandteil des Konzeptes
und soll den Novizen in seinem Sozialisierungsprozess und Entwicklungsprozess
voran bringen.

4.5 Didaktische Umsetzung

All diese beleuchteten Aspekte begründen eine subjektorientierte Didaktik. Der
Lernende muss einen Sinn in dem jeweiligen Angebot sehen und finden und der
Lehrende wird zum „Mittler" zwischen Subjekt und Lehrinhalt, indem er Anre-
gungen gibt, den Dialog sucht und von einer „Vermittlung" Abstand nimmt

(Meueler 2001: 74). Ermöglichungsdidaktik im Sinne eines systemischen, ressourcenorientierten Ansatzes ist die erwachsenenpädagogische Intervention im Konzept der Resilienzförderung im Studium und bedeutet insgesamt eine Ermöglichung und Erweiterung von Persönlichkeitsentwicklung.

Im Kontext der Ermöglichungsdidaktik gilt es zum einen eine Pluralität an verschiedenen Lehrmethoden situativ einzusetzen und zum anderen den Lerner über selbstgesteuerte Aktivitäten zum nachhaltigen Lernen zu führen. Diese Elemente werden in dem Konzept zur Resilienzförderung umgesetzt. Arnold bietet hierfür eine Zusammenfassung und Konkretisierung dieser Aspekte:

Selbstgesteuert	– Lernende haben die Möglichkeit, Wissen und Lernwege selbst zu bestimmen – Lernende überprüfen ihre Lernergebnisse selbst – Lernende gestalten Ziel, Prozesse und Lernbedingungen mit – Lernende werden darin unterstützt, die Verantwortung für ihr Lernen selbst zu übernehmen – Lehrende sind prozessverantwortlich: sie schaffen Bedingungen für das gelingende Selbstlernen des Lernenden
Produktiv	– Vorerfahrung und Vorwissen der Lernenden werden eingebunden – Lernenden wird Raum geboten für Neugier und Entdeckungsarbeit – Lernende nehmen unterschiedliche Perspektiven ein – Lernende erhalten die Möglichkeit eigene Sichtweisen zu hinterfragen
Aktivierend	– Lernende bearbeiten konkrete Arbeitsaufträge – Lernenden wird ermöglicht, Lösungswege selbst zu planen, durchzuführen und zu überprüfen – Lernende entwickeln selbst Initiativen – Lernenden wird ermöglicht, praxis- und erlebnisorientiert zu arbeiten
Situativ	– Lernende nützen und reflektieren die Hier- und- Jetzt-Situation – Die Methode nimmt Bezug auf die Situation der Lerngruppe. Sie ist auf die Situation der Lernenden und der Lerngruppe abgestimmt – Lernende erarbeiten Lösungen anhand von Praxisbeispielen – Lernende übertragen Musterlösungen in die eigenen Praxis – Lernenden werden Empfehlungen für Praxistransfer geboten
Sozial	– Lernende erleben Wertschätzung – Lernende erhalten Zeit und Raum für ihre Fragen und Feeback – Lernende nehmen Emotionen wahr – Lernende üben konstruktive Formen der Kommunikation – Lernende werden bei der kooperativen Erarbeitung von Lösungen gefördert

Abbildung 3:   LENA (vgl. Arnold 2012: 79)

An dieser Stelle soll der Bezug zu der methodischen Gestaltung systemisch-konstruktivistischer Lernumgebungen nach Reich (2002) (vgl. Schneider 2011: 126) hergestellt werden, um die methodisch- didaktische Verankerung des Konzeptes zur Resilienzförderung zu verdeutlichen. Reich stellt sieben Forderungen auf, die im Konzept umgesetzt sind (siehe Punkt (1) – (7)).

Studierende unterschiedlichster Semester sowie gemischte Gruppen von Studierenden aus den unterschiedlichen Studiengängen Ergotherapie, Physiotherapie und Logopädie, wenn sie parallel an einer Hochschule vertreten sind, sind die Zielgruppe. Dies impliziert einen unterschiedlichen Erfahrungshorizont und erweitert die Perspektiven der Novizen. Somit können andere Lernende als personelle Lernressource genutzt werden und eine Förderung des Lernens von und mit anderen Lernenden, findet statt (1). Die Förderung anderer Sichtweisen und deren Wertschätzung (2) wird durch die Präsentationen von Ergebnissen erreicht. Auf diesem Wege wird die Pluralität von Lern- und Denkwegen und Darstellungsformen sichtbar gemacht. Die Förderung von Beobachtungsmöglichkeiten (3) wird innerhalb des Konzeptes durch die Übergabe von Lernverantwortung für den Lernprozess an die Lernenden abgegeben und ermöglicht sowohl den Lehrenden als auch den Lernenden in die Rolle eines Moderators zu wechseln. Dies geschieht in Interviews, Diskussionsrunden, Präsentationen und in Übungen. Durch die Anerkennung verschiedener Lernwege und vielfältiger Formen von Ergebnispräsentationen wird die Relativierung dualisierenden Denkens angeregt (4). Durch die eigene Betroffenheit der Studierenden in eigenen Therapien ist die Gestaltung der Lernaufgaben von persönlicher Relevanz und die Neugier auf neues Lernen wird hoffentlich geweckt (5). Ziel ist es, durch die Lebensbedeutsamkeit des Inhaltes Resilienz nachhaltiges Lernen anzustoßen (6). Das Fördern eines Transfers (7) erfolgt insofern, dass die Studierenden durch alle Semester hindurch selbst weiter therapieren und ihre Erfahrungen umsetzen können. Auch im späteren Arbeitsalltag kann durch den Erwerb von Metakompetenzen das Gelernte angewendet werden.

5 Unterscheidung Erwachsenenpädagogik und Therapie

Viele der bisher genannten Aspekte und didaktischen Grundüberlegungen stammen aus der Tradition und Forschung der Erwachsenenpädagogik. Diese sind für Studiengänge gut umsetzbar. In der therapeutischen Arbeit der Studierenden mit Patienten kommen weitere Anforderungen hinzu, so dass diese Unterscheidung kurz beleuchtet wird. Durch diese Perspektiven wird die Notwendigkeit der therapeutischen Resilienzkompetenz noch einmal verdeutlicht und stellt die persönliche Belastung dar, mit der therapeutische Berufe konfrontiert sind.

In der Umsetzung des Konzeptes zur Resilienzförderung im Studium muss der Spagat zwischen einer erwachsenenpädagogischen Intervention für Studierende und einer Ausbildung für einen Therapieberuf gut im Blick behalten werden. So soll das Konzept zur Resilienzförderung keine Therapie für Studierende darstellen. Sollten sich schwerwiegende Krisen und Problematiken durch die Arbeit zeigen, muss der Studierende dabei begleitet und beraten werden, sich ein Einzelcoaching oder eine Therapie zu suchen. Die Bearbeitungstiefe in den einzelnen Modulen muss deshalb von erfahrenen Lehrenden begleitet werden, die diese Dynamik erkennen könnten. Die Befähigung von Lehrenden wird im Modul soziale Ressourcen thematisiert.

Die Gemeinsamkeit bei der Förderung der Resilienz ist, dass es sich um intervenierenden Umgang mit Erwachsenen handelt und dass „das, was ein Therapeut, Berater oder Erwachsenenpädagoge praktisch tut, in jedem Fall zugleich Elemente therapeutischen, beratenden und erwachsenenpädagogischen Handelns enthält" (Schmitz 1983: 61). Der Unterschied dieser Maßnahmen liegt darin, dass es sich bei einer Therapie um den Prozess einer „Heilung" handelt, während die Maßnahmen einer Persönlichkeitsförderung in der Erwachsenenbildung unter der Zielsetzung, neue Einsichten und Erfahrungen zu gewinnen, angesiedelt sind. Mader differenziert die Begriffe Heilen im Bereich von Therapie und Lernen im Sinne von Problemlösungen finden in der Persönlichkeitsförderung (vgl. Mader 1983: 188 f.). Diese Trennlinie gilt es in dem Konzept zu berücksichtigen.

Ein „klassischer" Berater – im Kontext des Konzeptes der Lehrende – sollte sich bemühen, Abwehrstrukturen des Ratsuchenden weder offenzulegen noch zu durchbrechen, sondern als Begrenzung der beraterischen Intervention annehmen (vgl. Gieseke 2004: 101). Mader bezeichnet dies als Oberflächenstruktur einer Kommunikation (vgl. Mader 1991). In der Therapie jedoch werden dem Klienten persönliche Konflikte und Probleme bewusst gemacht, es geht einerseits um aufdeckendes Verhalten und andererseits um Krisenintervention. Der Übergang zur Therapie liegt somit in der Bearbeitungstiefe der Anliegen. „Während Therapie der Behandlung von Krankheiten dient und ihr Ziel Gesundheit und die Befreiung von krankhaften Symptomen ist, dient Beratung der Veränderung von Situationen mit dem Ziel der Klärung und Findung geeigneter Lösungsansätze" (Müller 2005: 15).

Dies bedeutet, dass Studierende in ihrer Rolle als Therapeuten bereits als Novizen in einem therapeutischen Setting von Anfang eines Therapieprozesses an in die „Tiefe" der Prozesse einsteigen müssen und somit auch selbst sehr stark von den Krankheiten und Lebensverläufen der Patienten berührt werden. Patienten kommen immer mit Problemlagen in die Therapie, d.h. es findet in nahezu jedem Therapieprozess auch immer ein Auseinandersetzungsprozess mit Krankheit und deren Verarbeitung statt, so dass Therapeuten immer auch motivationale Arbeit leisten müssen. Eine weitere große Herausforderung für Therapeuten, besonders natürlich für Novizen, ist es oft auch, dass sie mit mehreren Akteuren gleichzeitig arbeiten müssen. In den Therapien mit Kindern sind auch immer Eltern mit in den Prozess einzubinden, oder auch bei schwer betroffenen Patienten Angehörige. Auch diese müssen im Therapieprozess „mitbehandelt" werden, d.h., auch deren Ängste, Nöte und oftmals Verzweiflung findet Platz im therapeutischen Setting. Dies erklärt die Notwendigkeit einer persönlichen Resilienz von Therapeuten.

Therapiearbeit setzt sich nach Hansen (vgl. Hansen 2009) aus unterschiedlichen Arbeitstypen und Arbeitsmustern zusammen: der Kontaktarbeit, der Ausrichtungsarbeit, der Kooperationsarbeit und der Veränderungsarbeit. Sie zeigt sehr differenziert alle Aspekte von therapeutischen Mustern auf. „Die Auseinandersetzung mit Lebenssituationen eines Patienten oder den biographischen Konsequenzen einer schweren Erkrankung kann als wichtiger Aspekt der Therapiearbeit definiert werden. Gleichwohl bleibt aber die therapeutische Anforderung bestehen, arbeitsfähig zu bleiben bzw. arbeitsfähig zu werden" (ebd: 272). Diese Arbeitsfähigkeit bzw. die Anpassung erfordert Resilienzkompetenz. Zu stark betroffen zu sein vom Schicksal eines Patienten macht handlungsunfähig – dies führt in eine therapeutische Handlungskrise. Die Therapeutin braucht Handlungsspielraum.

Für die psychotherapeutische Arbeit im Rahmen von Trauma-Therapie integriert Reddemann Aspekte der Resilienzförderung in die therapeutische Arbeit. Sie rät bei dramatischen Lebensgeschichten der Patienten immer nach Resilienzstrategien zu fragen: Wie, mit wem und wodurch haben sie das geschafft?, sowie negative Gefühle von Patienten anzuerkennen, aber nicht zu verstärken, den Aufbau von positiven Gefühlen anzuregen, die Fähigkeiten des Patienten genauso benennen zu lassen wie Defizite, Fragen nach „Ausnahmen" zu stellen (vgl. de Shazer 2012), bei stark belasteten Patienten erst den Weg über die Kognition zu gehen, bevor Emotionen angesprochen werden, eine beobachtende

Wahrnehmung der Gefühle des Patienten einzunehmen, ohne sich damit zu identifizieren (vgl. Reddemann 2012).

Diese Fragestellungen können sowohl für das Konzept der Resilienzförderung genutzt werden, als auch in der Übertragung auf das therapeutische Setting mit Patienten.

6 Theorie – Praxistransfer: Konzept zur Resilienzförderung im Studium

Resilienzförderung beginnt mit der Auswertung positiver Erfahrungen und der bewussten Wahrnehmung förderlicher Haltungen, Fähigkeiten und Ressourcen. Dies führt dazu, Resilienzpotentiale zu entdecken und zu erschließen (vgl. Siegrist/ Luitjens 2011: 83). Diese Möglichkeit durch Training und Förderung „verwurzelte Haltungen zu ändern", nennt Mourlane Persönlichkeitsentwicklung (Mourlane 2014: 60). Diese Persönlichkeitsentwicklung soll durch dieses Konzept angeregt werden.

Ziel dieses Konzeptes ist, angehende Therapeutinnen und Therapeuten bei der Entdeckung ihrer Erfahrungen zu begleiten, sie anzuregen diese zu erschließen, damit sie sich zu Therapeuten entwickeln können, die Herausforderungen, Schwierigkeiten und Enttäuschungen gewachsen sind und aus diesen Herausforderungen lernen und daran wachsen können. Der persönliche Resilienzgrad sollte am Anfang dieses Seminars Ausgangspunkt sein für eine geförderte, spezifische Resilienz im Verlauf.

Grundüberlegung für dieses Konzept ist nicht der Blick auf Problemvermeidung, sondern explizit auf die Entwicklung und Entfaltung von individuellen Potentialen. Es soll eine Haltung angeregt werden, in der die Studierenden sich im Verlassen von gewohnten Pfaden des Fühlens, Denkens und Handelns erproben können, um somit durch Reflexionsvermögen Adaptationsfähigkeit zu erlangen. Bei diesem Konzept soll mittels einer ressourcenorientierten Strategie die Wirksamkeit vorhandener Ressourcen eine personale Kompetenzentwicklung bewirken.

Es sollen, wie bereits im Theorieteil beschrieben, Schutz- und Risikofaktoren transparent gemacht und identifiziert werden, um sie dann spezifisch zu fördern.

Das Konzept versteht sich als Präventionsmaßnahme auch für die spätere Berufstätigkeit. Prävention (lateinisch praevenire= zuvorkommen, verhüten) wird im medizinischen Verständnis als Schutz vor Krankheit verstanden und vorbeugende Maßnahmen werden eingeleitet, um unerwünschte Phänomene oder widrige Entwicklungen zu vermeiden (vgl. Wellensiek 2011: 41).

6.1 Grundlagen

Eine systematische Übersicht von bereits bestehenden Programmen zur Förderung von Resilienz gibt es in der Literatur, auf Grund fehlender Evaluation, nicht. Es werden 4 Kategorien von Programmen unterschieden:

■ informationsbasierte und massenmediale Ansätze (vgl. American Psychological Association 2002)

■ strukturierte Präventionsprogramme für die Allgemeinbevölkerung

■ selektive Programme für bestimmte Zielgruppen (vgl. Schiraldi/ Brown/ Jackson/ Jordan 2010; Steinhardt/ Dolbier 2008)

■ Mehrebenenprogramme, bei denen auf unterschiedlichsten Interventionsebenen mit verschiedensten Programmkomponenten gearbeitet wird (vgl. Bengel/ Lyssenko 2012: 93 ff.)

Das hier entwickelte Konzept zur Resilienzförderung ist ebenfalls ein selektives Programm für Studierende im Studium von Gesundheitsfachberufen.

Das Konzept wird in einer Seminarform umgesetzt, hat als Zielgruppe 15 – 20 Studierende und ist als Gruppenseminar und nicht als ein Einzelcoaching zu verstehen. Diese Einzelarbeit wird im Rahmen der Ausbildungssupervision oder Praxisanleitung geleistet (siehe Ist-Zustand). Studierende unterschiedlichster Semester sowie gemischte Gruppen von Studierenden aus den unterschiedlichen Studiengängen Ergotherapie, Physiotherapie und Logopädie, wenn sie parallel an einer Hochschule vertreten sind, sind die Zielgruppe.

In Anbetracht der therapeutischen Anforderungen ist eine ganzheitliche Resilienzförderung sinnvoll, denn die „Würdigung und Miteinbeziehung von Körper, Gefühl, Verstand und Seele, verknüpft mit (...) Bewusstseinstraining" (Wellensiek 2011: 83) ist auch die Haltung, die Therapeuten in den Gesundheitsfachberufen als therapeutische Haltung einnehmen. So wie der Patient im therapeutischen Setting, soll in der Resilienzförderung der Studierende ins eigene Erleben und Spüren kommen, weil diese Erfahrungen bewusst gespeichert werden und somit als Ressource für den Alltag gesichert werden (vgl. ebd: 85).

Prinzipiell werden in allen Modulen folgende Arbeitsschritte angewendet:

Es werden zuerst Ressourcen erhoben und dann anschließend aktiviert, es wird immer zuerst eine Selbstreflexion angeregt, die dann in einer Phase von Gruppenarbeit erweitert und modifiziert wird. In Anlehnung an das Stressimpfungstraining (SIT) von Meichenbaum (vgl. Meichenbaum 2012) findet jede Seminareinheit in 3 Phasen statt:

■ Phase 1: Kurze Theoriephase zur Informationsvermittlung und Reflexion
der persönlichen Umsetzung während der Woche, um auch hier jedes Mal
Anschlussfähigkeit zu ermöglichen.

■ Phase 2: Lern- und Übungsphase zur Entwicklung, Einübung und erfolgreichen Ausführung ausgewählter Bewältigungsstrategien. Diese Phase umfasst ein Angebot von Bewältigungsstrategien, mit denen der Studierende
experimentieren kann. Ziel insgesamt ist es, ein flexibles Repertoire an Bewältigungsstrategien zu erarbeiten, so dass den Studierenden in kommenden
Stresssituationen vielfältige Reaktionsmöglichkeiten zur Verfügung stehen.
Potentielle Stressoren sollen also nicht vermieden, sondern als eine zu be-
wältigende Herausforderung angesehen werden.

■ Phase 3: In-Vivo-Phase: Nach jeder Seminareinheit sollen die Studierenden
bis zum nächsten Termin in häuslicher Selbstarbeit ihre Lernerfahrungen
mit dem angesprochenen Thema in einem Lerntagebuch verschriftlichen,
und versuchen gezielt Strategien anzuwenden. Dafür werden Fragenkatalo-
ge oder Übungen als Anregung und Ergänzung zum Lerntagebuch als
Transfer zur Verfügung gestellt. Die Methode des Lerntagebuchs ist vor allem für solche Lehrveranstaltungen geeignet, in denen es darum geht, eigene Erfahrungen und Einstellungen zu aktualisieren und sich mit ihnen kri-
tisch auseinanderzusetzen. Wie empirische Untersuchungen gezeigt haben,
fördert das Lerntagebuch das langfristige Behalten von Inhalten, also das
eher bedeutsame und anwendungsorientierte Lernen (vgl. Mayr 1997: 234).
Das Lerntagebuch soll für die Studierenden insgesamt einen offenen Cha-
rakter haben (siehe Kapitel Evaluation).

6.2 Ist-Zustand

In der bisherigen fachpraktischen Ausbildung in Berufsfachschulen und Modellstudiengängen für Ergotherapie, Physiotherapie und Logopädie findet die Begleitung der Auszubildenden in Ausbildungssupervision oder Praxisanleitung durch
Lehrende oder berufstätige Kollegen statt, so dass entstehende Krisen in einem
an die Therapie anschließendem Setting direkt aufgearbeitet werden können. Bei
der Ausbildungssupervision ist die Teilnahme nicht freiwillig wie bei einer Supervision, sondern in ein übergreifendes Ausbildungssystem eingebaut. Hierbei
geht es um die individuelle Entwicklung einer professionellen Identität, um personale therapeutische Kompetenzen in einem Prozessverlauf. Hier stehen fachliche Themen und personale Themen im Fokus (vgl. Rappe-Giesecke 2000: 37).
Oftmals werden Themen, wie Resilienzfaktoren, Strategien zur Krisenbewälti-

gung und ähnliches bei den einzelnen Studierenden bereits oberflächlich gestreift.

Als Ergänzung und zur Vertiefung dieser Thematik ist dieses Konzept gedacht. So können Inhalte und Anregungen zur Selbstreflexion in einem anderen Setting angeboten werden, in einem intensiven Austausch mit anderen Lernenden vertieft und auf diesem Weg die personalen Kompetenzen erweitert werden.

Von jeher setzt der Gesundheitsbereich auf bestimmte Strategien, um den Realitätsschock für Novizen zu minimieren. Formale Orientierungsphasen, Beratung durch erfahrene Experten, engmaschige Ausbildungssupervision durch Lehrende und die Gelegenheit zum Gedankenaustausch (vgl. McAllister/ Lowe 2013: 79) gehören dazu. In einer Studie wurden Pflegende befragt, welche Faktoren ihnen geholfen haben, um den Übergang in die Praxis zu erleichtern (vgl. Zinsmeister/ Schafer 2009: 28 ff.). Hier wurden ein unterstützendes Arbeitsumfeld, ein guter Mentor, eine umfassende Orientierung, konkrete Rollenerwartungen, genaue Wertvorstellungen und der Glaube an sich selbst aufgelistet. So finden sich auch hier die Konstellationen von Resilienz wieder: das Umfeld und die eigenen Ressourcen. Diese Aspekte werden in der Einzelbegleitung realisiert und können durch das Konzept vertieft betrachtet werden.

Nach der sozialen Lerntheorie lernt der Mensch durch Beobachtung, Imitation und durch Rollenmodelle (vgl. Bandura 2001). Dieses Prinzip wird schon immer in der fachpraktischen Ausbildung der Gesundheitsfachberufe umgesetzt – Experten bei Therapien zu beobachten, bei Therapien von Kommilitonen zu hospitieren, in Praktika zu beobachten ist Usus. Notwendig für die Entwicklung der eigenen Handlungs-kompetenz ist es, nach diesen Beobachtungen in die Reflexion zu gehen. In der sozialen Interaktion mit Studiengruppen, bei Experten die Möglichkeit zu haben, Fragen zu stellen, Unklarheiten zu beseitigen, gezielte Diskussionen zu führen, ist ein Lernkontext, der Selbstvertrauen oder Selbstwirksamkeit stärkt (vgl. McAllister/ Lowe 2013: 77). Auch auf diesem Weg findet bereits Resilienzförderung statt, ohne bewusst darauf zu referieren. Diesen Zusammenhang gilt es herzustellen und zu nutzen.

6.3 Strukturierung

Das Konzept wird in Form einer Seminarreihe an der Hochschule umgesetzt. Es werden 15 Termine mit je 120 Minuten Dauer stattfinden. Wie bereits beschrieben, ist die übergeordnete Gliederung durch die Elemente der Resilienz-Konstellation gegeben:

- Herausforderung oder Stresssituation

- Nutzen von internen Ressourcen

- Nutzung von externen Ressourcen

Das Seminar selbst gliedert sich in 5 Module, wohl wissend, dass sich die Inhaltsaspekte der einzelnen Module nicht voneinander trennen lassen, sondern fließend ineinander übergehen.

Modul: Verstehen	2 Termine
Modul: Fühlmuster	3 Termine
Modul: Denkmuster	3 Termine
Modul: Handlungsmuster	3 Termine
Modul: soziale Ressourcen	3 Termine
Evaluation	Evaluation

Abbildung 4: Zeitstruktur der Module (eigene Darstellung)

Eine Übersicht, die das Zusammenspiel von Schutzfaktoren, davon abgeleiteten wissenschaftlich belegten Fähigkeiten und Bewältigungsstrategien im Konzept der Resilienzförderung verdeutlicht, ist im Anhang in der Abbildung 10 im Anhang auf S. 84 dargestellt.

6.4 Herausforderung oder Stresssituation

Krisen und Herausforderungen sind im Studium per se durch die eigenen Therapien gegeben, so dass die erste Voraussetzung zur Resilienzförderung gegeben ist. Unterschiedlichste herausfordernde Situationen sind bereits zahlreich beschrieben worden (Kapitel 1). Im Modul Verstehen werden eigene Probleme und Krisen, Krisen von Patienten und anderen Personen benannt, in das Bewusstsein der Studierenden gerückt und in den Kontext von Resilienz gesetzt.

6.5 Aktivierung der internen Ressourcen

Das Wahrnehmen und Anwenden resilienzfördernder Verhaltensweisen ist Ziel dieses Konzeptes. Dies ist an Haltungs- und Einstellungsänderungen gekoppelt, die mit Umlernen oder auch Neulernen verbunden sind. Diese Einstellungen, Denkweisen und Haltungen sind biographisch erworbene Fühl-, Denk- und Handlungsmuster, die sich an Lösungsversuchen der Vergangenheit orientieren. Eine Veränderung von Verhalten ist möglich und wird unter folgenden Bedingungen wahrscheinlich:

- wenn die eigenen Denkmuster bewusst werden

- wenn kleine Veränderungsschritte eingeleitet werden

- wenn die Verhaltensweisen durch neurobiologische Bahnungsprozesse unterstützt werden

- wenn dieses Verhalten eingeübt wird, also Wiederholungen stattfinden

(vgl. Zwack 2013: 26). Diese Bedingungen werden in dem Konzept alle erfüllt.

Mit dieser Handlungsempfehlung für Studiengänge soll kein „Rezept" ausgegeben werden, sondern Anregungen gegeben werden, Studierende resilienter zu machen. Es werden beispielhaft Methoden und Ideen der Umsetzung aufgezeigt, die sich in der grundsätzlichen Haltung des Konstruktivismus im Sinne eines lerntheoretischen, didaktischen Bezugsrahmens ausdrücken.

6.6 Aktivierung externer Ressourcen

In der Erforschung von Resilienz sind bedeutende Beziehungspartner immer ein Faktor für gelingende Widerstandskraft. Die Eltern, aber auch andere Verwandte, Lehrer, Erzieher können kompensatorisch diese Funktion übernehmen (Pianta/ Stuhlman/ Hamre 2008). Voraussetzung ist eine kontinuierliche Beziehung, die auf Vertrauen, Wertschätzung und Respekt basiert (vgl. Rönnau-Böse/ Fröhlich-Gildhoff 2012).

Hier gilt es, die Wichtigkeit eines sozialen Netzwerkes auf mehreren Ebenen zu verdeutlichen. Zum einen übernehmen Freunde, Eltern und Verwandte eine stabilisierende Funktion, zum anderen trifft im System Studium diese Bedeutung auf Kommilitonen und Lehrende zu. Außerdem wird die professionelle Unterstützung thematisiert, die in unterschiedlichen Varianten und in Krisensituationen ganz besonders zur Verfügung steht, aber auch im Rahmen von Selbstfürsorge genutzt werden sollte.

6.7 Inhalte der Module

Die Inhalte der einzelnen Module im Überblick:

Modul: Verstehen	- Einstieg in das Seminar - Resilienzmodell - Kompetenz - Biographiearbeit: Schutzfaktoren und Ressourcen - eigene Krisen identifizieren - Krisen im therapeutischen Setting - Resilienzcheck: Erkennen eigener Ressourcen - Ressourcenvielfalt
Modul: Fühlmuster	- Selbstfürsorge - Energieverteilung und Balance - Stressbewältigungsstrategien - Eigene Emotionen im therapeutischen Kontext
Modul: Denkmuster	- Identifizieren von Denkmustern, Denkfallen erkennen - Timeline - Rollenklärung
Modul: Handlungsmuster	- Problemlösekompetenz - Grenzen setzen
Modul: soziale Ressourcen	- soziales Netzwerk - Lehrende - Psychohygiene durch professionelle Unterstützung

Abbildung 5:   Inhalte der einzelnen Module im Überblick (eigene Darstellung)

Im Folgenden werden die Module vorgestellt. Exemplarisch an dem Modul Verstehen werden Inhalte und Methodik differenziert dargestellt. Die weiteren Module werden lediglich inhaltlich vorgestellt. Zur Methodik wird exemplarisch auf weitere Literatur verwiesen.

6.7.1 Modul: Verstehen

a) Vorstellung der Teilnehmer, Abstimmung der Ziele, Erwartungen, Wünsche
Zu Beginn werden aktivierende Methoden wie Brainstorming oder Mindmapping eingesetzt, um den Lernprozess zu starten. Fragestellungen wie: „Was wissen Sie über Resilienz? Was ist ihr Bezug zum Thema? Welche Erwartungen haben Sie persönlich an eine Resilienzförderung? Welche Gründe gab es für Sie, sich in diesem Seminar anzumelden?", sollen die Studierenden zur Anschlussfähigkeit ihres bisherigen Wissens führen und folgt der konstruktivistischen Didaktik im Verständnis der Selbststeuerung des Lerners. Dieser Einstieg in das The-

ma wird erst als Einzelarbeit angeregt (Moderationskarten) und dann in die Gesamtgruppe gegeben.

b) Überblick über das Seminar, Regeln für ein wertschätzendes Miteinander
Da es bei dem Thema der persönlichen Resilienz um Probleme, Nöte, Schicksalsschläge und Ängste geht, ist es besonders wichtig, die Regeln der Gruppenarbeit zu definieren und zu klären. Die Integrität jedes einzelnen Studierenden muss gesichert sein, die Gruppensituation muss einen sicheren Rahmen für alle bilden. Diese Haltung des gegenseitigen Vertrauens und der respektvolle Umgang miteinander bietet Modell für den Umgang in einer Therapie. Hier besteht ein enger Zusammenhang zum Schutzfaktor der Empathie. Dieser Zusammenhang kann auf der Metaebene gut als Diskussionsanlass genutzt werden.

Ziel ist hier, dass die Studierenden ihren Umgang miteinander selbst erarbeiten und formulieren. Der gemeinsame Austausch führt bereits dazu, eigene Aspekte klar zu formulieren und regt durch die Reflexion an, neue Gesichtspunkte dazu zu gewinnen.

c) Überblick über Resilienzmodell und Kompetenzmodell
Für die Entwicklung von Fachkompetenz werden Wissensangebote zum Thema Resilienz und Kompetenzen angeboten. Bewusstsein und Reflexionsvermögen über das eigene Fachwissen schafft Voraussetzung, um es in die eigenen Handlungsweisen zu integrieren (vgl. Sotzko 2013: 62). Es werden außerdem erste eigene Bezüge zur Resilienz hergestellt. Der theoretische Block als Wissensvermittlung kann über die Methode der Präsentation erfolgen. Sie setzt sich aus den Einheiten Vorstellung des Konzeptes, Einführung in das Thema Resilienz und Entwicklung personaler Kompetenz im Sinne von Resilienzkompetenz zusammen.

d) Biographiearbeit
Im Selbststudium in Kleingruppenarbeit erfolgt eine Auseinandersetzung mit der Resilienzthematik über Lebensgeschichten und Biographien.

Kurzbiographien von bekannten Persönlichkeiten werden in Kleingruppen (3-5 Personen) gegeben. Die Studierenden sollen sie lesen und diskutieren, welche Strategien oder auch Schutzfaktoren sie bei der jeweiligen Person erkennen können. (Beispiele: Frida Kahlo (vgl. Tibol 1980), Viktor Frankl (vgl. Frankl 2009), Boris Cyrulnik (vgl. Cyrulnik 2013), Nelson Mandela (vgl. Mandela 1997), etc.).

Anschließend werden die Ergebnisse in der Großgruppe mit der Visualisierung von möglichen Resilienzstrategien vorgestellt.

e) Eigene Krisen identifizieren und Krisen im therapeutischen Setting
Über die Methode einer Visualisierung mittels Fotophantasien kann jeder der Studierenden aus vielen Fotokarten, die unterschiedlichste Emotionen wider-

spiegeln – sowohl negative als auch positive – ein bis zwei Karten auswählen. Thematisch können persönliche Krisen, problematische Herausforderungen und Überforderungen in den eigenen Therapien angesprochen werden. Fragestellung kann sein: „Wie habe ich mich dabei gefühlt?" und, falls eine Lösung gefunden wurde „Wie habe ich mich am Ende gefühlt"? Hier wird durch eine lösungsorientierte Perspektive bereits eine veränderte Sichtweise angeregt. Wichtig in dieser Phase ist, dass sich jeder äußert und keine Kommentare und Bewertungen anderer zugelassen sind.

Erlebnisse müssen aus der Praxis heraus und für die Praxis versprachlicht werden, um als Erfahrungen für einen reflexiven Zugang erschlossen zu sein. Diese Distanzierung von der Praxis ist ein notwendiger Schritt der subjektiven Kompetenzentwicklung (vgl. Pätzold 2011: 38). Das Verbalisieren von positiven und negativen Emotionen aktiviert den Schutzfaktor Emotionssteuerung und Optimismus.

f) Resilienzcheck: Erkennen eigener Ressourcen, Ressourcenvielfalt
Ziel ist das Erkunden der eigenen resilienzfördernden Ressource im Sinne einer „Würdigung" der bereits vorhandenen Ressourcen und deren Erweiterung (vgl. Siegrist/ Luitjens 2011: 83). Die Bedeutung bisheriger Erfahrungen soll aufgearbeitet werden. Positive Emotionen und Ressourcen sollen gestärkt werden, so dass sich die Studierenden als selbstwirksam erleben können. Hier besteht ein enger Zusammenhang zum Schutzfaktor der Selbstwirksamkeit.

Die Studierenden sollen durch einen Resilienzcheck und die Erstellung eines eigenen Resilienzprofils ihre eigenen Stärken und Schwächen, bezogen auf arbeitsbezogene Ressourcen, soziale Ressourcen, Grundhaltungen und persönliche Kompetenzen identifizieren. Menschen, die Krisen gestärkt überwunden haben, können häufig auf frühere Erfahrungen bei der Bewältigung von Problemen zurückgreifen, oder Vorbilder benennen, an denen sie sich orientiert haben (vgl. Siegrist/ Luitjens 2011: 59). Somit ist es notwendig, sich diese Erfahrungen und Ressourcen bewusst zu machen.

■ Fragebogen nach Siegrist und Luitjens: (prozessorientiert) Einzelarbeit
Dieser Selbstcheck zeigt, welche resilienzfördernden Ressourcen bereits genutzt werden und wo noch Potenziale stecken. In diesem Test geht es nicht um die Identifizierung von Defiziten, sondern um eine Wahrnehmung vorhandener Ressourcen und deren Erweiterung (vgl. Siegrist/ Luitjens 2011: 84 ff.).
Die Aussagekraft ist laut Aussage der Autoren nicht wissenschaftlich belegt. Allerdings erfassen die Fragebögen viele unterschiedliche Resilienzfaktoren. Einen Prozessvorgang zu messen, ist bisher in der Forschung noch nicht gelungen (vgl. Bengel/ Lyssenko 2012: 93) (vgl. Siegrist/ Luitjens 2011: 84-89).

■ Fragebogen RS-13: (Resilienz als Persönlichkeitsmerkmal), Einzelarbeit

Dieser Fragebogen bezieht sich auf die Resilienzskala RS-25 von Wagnild und Young (vgl. Wagnild/ Young 1993), die mittels quantitativer Bestimmungen das Konzept der Resilienz erforschten. Sie definieren Resilienz als Persönlichkeitsmerkmal, das einen Effekt auf negative Gefühle und Stress hat und eine flexible Anpassung an ungünstige Bedingungen ermöglicht. Sie bilden ihr Konstrukt in einem Zweifaktorenmodell ab: als persönliche Kompetenz (mit Merkmalen wie Eigenständigkeit, Unabhängigkeit, Bestimmtheit, Unbesiegbarkeit, Beherrschung, Findigkeit und Ausdauer) und als Akzeptanz des Selbst und des Lebens (mit Merkmalen wie Anpassungsfähigkeit, Balance, Flexibilität und der Fähigkeit des Perspektivwechsels).

Im Jahre 2008 wurde dieser Bogen durch den Fragebogen RS-13 aktualisiert (vgl. Leppert/ Richter/ Strauß 2013: 54). Dieser Fragebogen bietet für die Studierenden den Vorteil, dass er in der klinischen Praxis ebenfalls eingesetzt wird (vgl. Leppert et al. 2008).

■ Partnerinterview auf der Grundlagen des Appreciative Inquiry (AI)

Die Methode des „wertschätzenden Erkundens" basiert auf der Erkenntnis, dass der Mensch durch gute Erfahrungen besser lernt als aus Fehlern, und dass persönliches Wachstum und Erfolge durch das Bejahen von Stärken hervorgebracht werden (vgl. Siegrist 2009: 200). Das ursprüngliche Modell (vgl. Copperrider/ Whitney/ Stavros 2008) umfasst 4 Phasen und wird eingesetzt, um Change Prozesse in Organisationen anzuregen. Die Phasen 1 (Entdecken) und 2 (Visionieren) werden hier durchlaufen. Es gibt Leitfragen für ein Partnerinterview, in dem es um positive Erfahrungen geht. Ausgehend von einem positiven Ereignis der Vergangenheit, führen die Fragen durch die Gegenwart bis hin zu Wünschen und Visionen in der Zukunft.

Die Ergebnisse des Partnerinterviews werden auf Moderationskarten festgehalten und anschließend in Kleingruppen bearbeitet. Im nächsten Schritt kommen die Ergebnisse der Kleingruppen ins Plenum. In der Phase des Visionierens geht es um die Fragestellung, wie es wäre, wenn die „belebenden Faktoren und Bedingungen hinter den positiven Erfahrungen verstärkt werden könnten" (Siegrist 2009: 200). Hier werden Gemeinsamkeiten der Phase 1 herausgearbeitet und Zielformulierungen von Zukunftsaussagen getroffen (vgl. Siegrist 2009: 201).

Mit diesem Vorgehen werden die Faktoren der Proaktivität (aktive Rolle, Selbstverantwortung, Zielstrebigkeit), der personalen Ressourcen (kognitive Fähigkeiten, emotionale Stabilität, Kontaktfähigkeit), die Schutzfaktoren Optimismus und Selbstwirksamkeit als Ressource angesprochen und bereits auch umfeldbezogene Ressourcen (Familie, Freunde, Kollegen, Arbeitgeber, Lehrende, Hochschule – siehe Modul soziale Ressourcen) mit eingeschlossen.

Durch eine anschließende Gruppenarbeit können widrige Umstände konkretisiert werden, ohne jedoch die negativen Auswirkungen zu fokussieren (vgl. Siegrist

2009: 201). Ein Austausch über Faktoren, die beim Überwinden von widrigen Umständen geholfen haben, kann entstehen. Über Moderationskarten oder über Mindmapping werden die erarbeiteten Aspekte visualisiert und eine Ressourcen-Übersicht entsteht.

6.7.2 Modul: Fühlmuster

Als Ressourcen persönlicher Resilienz zählen Körperwahrnehmung, persönlicher Kräftehaushalt, Gesundheit und Stressmanagement (vgl. Wellensiek 2011: 110). Therapeuten brauchen Kraft und innere Ruhe für therapeutische Prozesse, die sie aus sich heraus generieren müssen (vgl. Sonnenmoser 2009: 308). Um diese Kraft generieren zu können, braucht es die Fähigkeit zur Selbstwahrnehmung. In sich hineinspüren und den eigenen Gefühlen und Körperwahrnehmungen Aufmerksamkeit zu schenken, ist eine Fähigkeit, die in den Fokus gerückt werden soll. Überlastungen, Krisen und Herausforderungen zeigen sich häufig auch in körperlichen Signalen wie Kopfschmerz, Schlaflosigkeit, Verspannungen oder Magenbeschwerden.

g) Selbstfürsorge
Ziel ist ein achtsamer Umgang mit sich selbst. In diesen Bereich fallen Entspannungsübungen, Körperreisen, Yoga, Autogenes Training, etc. Diese Maßnahmen kennen die Studierenden, weil sie sie in den Therapien mit den Patienten einsetzen. Hier gilt es die Umsetzung für sich persönlich zu erproben. Auch das Thema Pausen machen, sich Freizeit aktiv nehmen und gestalten oder sich motorischen Ausgleich zu Kopf- und Sitzarbeit zu suchen, ist dem Themenbereich zugeordnet (vgl. Edlhaimb-Hrubec/ Reichel 2014: 172 ff.). In einer anfänglichen Sammlung eigener Ressourcen auf Moderationskarten, werden viele dieser Aspekte sicherlich von den Studierenden aufgezählt werden. In dem Seminar können Strategien bewusst erprobt werden (zum Beispiel eine Entspannungs- oder Körperreise jeweils von jemand anderem vorbereitet als Einstieg in weiteren Einheiten). In erster Linie geht es allerdings um die Wichtigkeit der persönlichen Umsetzung dieser Maßnahmen. Aufgabe für die Studierende ist es, eigene Fürsorgestrategien bewusst zu planen und in den nächsten Wochen einzusetzen. Hier wird der Schutzfaktor Selbstwirksamkeit und Kontrollüberzeugungen im Sinne von Verantwortung übernehmen, angesprochen.

Transferaufgaben
Im Anhang ist von jedem Autor jeweils 1 Übung abgebildet, um den Übungsaufbau nachvollziehen zu können, ansonsten gibt es den Bezug zur entsprechen Literatur.

Oasen der Ruhe schaffen	Übung 28 (Berg 2014)
Auf der Sonnenseite des Lebens gehen	Übung 5 (Berg 2014)
Sich selbst etwas Gutes tun	Übung 6 (Berg 2014)
Liste der Freude	Übung 37 (Berg 2014)
Gedankenblume Lebensfreude	(Engelmann 2014: 45)

h) Energieverteilung und Balance

Hier ist das Ziel, den eigenen Energiehaushalt und Energiepegel einschätzen und steuern zu können und im Sinne der Ganzheitlichkeit Körper, Gefühl und Verstand in ihrer Wechselwirkung zu verstehen. Es werden Aspekte visualisiert, die Energie liefern, die Energie rauben und welche Maßnahmen man ergreift, um eine Balance zu erreichen.

Als exemplarische Übung bietet sich „Das Energiefass" nach Wellensiek an (vgl. Wellensiek 2011: 119).

Transferaufgaben

Ablenkungsmanöver und Hindernisse benennen	Übung 20 (Berg 2014)
Prioritäten setzen und entscheiden	Übung 19 (Berg 2014)
Fragebogen zur Selbstwahrnehmung	(Engelmann 2014: 20)
Selbstwahrnehmung / Fremdwahrnehmung	(Engelmann 2014: 30)
Fremdwahrnehmung	(Mourlane 2014: 124)
Fragebogen Empathie	(Engelmann 2014: 166)

i) Stressbewältigungsstrategien

Viele Studierende leiden unter Stress (Prüfungsstress, Stress in der Verantwortung für den Patienten, Übergang Schule / Studium / Selbstständigkeit, etc.) Bei dieser Thematik geht es darum, Stress zu erkennen und zu verstehen, um dann Veränderungen abzuleiten. Hier spielen individuelle Stressverstärker und Denkmuster eine entscheidende Rolle. Im neurobiologischen Verständnis handelt es sich dabei um einen Automatismus, der gut neuronal verankert ist, weil er sich durch häufige Wiederholungen eingeschliffen hat. Zusätzlich erschwerend kommt hinzu, dass das System automatisch auf alte bekannte Programme zurückgreift und der Weg zu neuen Handlungsoptionen verwehrt bleibt, sobald sich Stresshormone im Blut befinden. Deshalb wird der Umgang mit Stress explizit bearbeitet.

Zur Stressbewältigung werden drei Säulen von Stresskompetenz aufgezeigt:

■   instrumentelle Stresskompetenz: Anforderungen aktiv begegnen

■   mentale Stresskompetenz: förderliche Einstellungen und Bewertungen ent-
    wickeln

■   regenerative Stresskompetenz: Ausgleich schaffen, entspannen, erholen
    (vgl. Kaluza 2012, 88 ff.).

Hier wird die Checkliste in Einzelarbeit eingesetzt, um die Stressfaktoren zu
identifizieren (vgl. Kaluza 2012: 81, 82).
Daraus ableitend sollen die Studierenden entsprechende persönliche Strategien erarbeiten. Diese Erarbeitung kann in Tandems geschehen. Die Studierenden sollen realistische persönliche Ziele formulieren, die sich kurzfristig und
langfristig umsetzen lassen. Die Partnerarbeit bietet die Chance nach mehr Ver-
bindlichkeit in der Umsetzung. Hier werden die Schutzfaktoren Selbstwirksamkeit und Kontrollüberzeugungen aktiviert.

j) Eigene Gefühle im therapeutischen Kontext wahrnehmen
Über Videoarbeit wird angeregt, positive und negative Emotionen wahrzuneh-
men und die Wirkung eines Patienten auf die eigene Person zu erkennen. Das
Video einer Therapiesituation mit emotionalem Inhalt wird gezeigt (zum Bei-
spiel weinende Mutter, schreiendes Kind, extrem stotternder Patient, akuter
Querschnitt, etc.). Es sollen unterschiedliche Gefühle assoziiert werden: eigene
Gefühle, Gefühle des Patienten, Gefühle der Angehörigen, Gefühle des Thera-
peuten. Hier wird bewusst Perspektivwechsel angeregt und eine Vielzahl an
Gedanken und Gefühlen (Angst, Ärger, Scham, Peinlichkeit, Enttäuschung)
verdeutlicht.

Transferaufgaben

Fragebogen Selbstwirksamkeit	(Engelmann 2014: 69)
Fragebogen eigene Überzeugung	(Engelmann 2014: 72)
„Ich kann alles schaffen, was ich möchte!"	(Engelmann 2014: 74)
Selbstwert-Waage	(Wellensiek 2012: 151)

6.7.3 Modul: Denkmuster

Denkmuster sind als Lernerfahrung veränderbar (vgl. Bandura 2001). Die unmittelbare Erfahrung, dass die eigenen Anstrengungen zum gewünschten Ergebnis
führen, hat den größten Effekt auf die Selbstwirksamkeitserwartung (vgl. ebd),

ebenso wie die Fähigkeit, die eigene emotionale Erregung in Stresssituationen zu bewerten.

Um eine balancierte Selbststeuerung zu erhalten oder zu stabilisieren, ist es notwendig die eigenen Verhaltensmuster zu überprüfen.

Wir tragen Denkstile in uns, die uns weniger resilient machen. Wir haben diese Denkstile gelernt und können daher auch wieder neue Denkmuster lernen (vgl. Mourlane 2014: 97). Wellensiek nennt die Grundüberzeugungen, die tief in uns verwurzelt sind, „innere Richter" (Wellensiek 2011: 130). Arnold spricht von den Deutungsmustern, die unser Fühlen, Denken und Handeln bestimmen und veränderbar sind, weil sie einer permanenten Interpretation und Reinterpretation unterliegen (vgl. Arnold 1985: 50). Somit sind es häufig nicht nur die Belastungen von außen, die uns unter Druck setzen, sondern unsere inneren Haltungen, die bremsend und blockierend, aber auch unterstützend wirken können. Deshalb ist es hilfreich, die eigenen Muster zu identifizieren, um sie verändern und anpassen zu können. Dies ist Zielsetzung in diesem Modul.

k) Identifizieren von Denkmustern, Denkfallen erkennen
Ziel ist hierbei, innere unterstützende und einschränkende Denkmuster zu erkennen, um darauf aufbauend aktive Entscheidungen und Überlegungen zu treffen, welche Muster sinnvoll und bei welchen Veränderungsbedarf besteht.

Typische einschränkende Haltungen von Novizen in therapeutischen Berufen sind:

Konflikte muss ich vermeiden. Ich muss für den Patienten immer da sein. Ich darf mich auf keinen Fall blamieren. Sich für andere aufzuopfern, ist das Beste, was ich tun kann. Wenn ich nicht enttäuscht werden will, darf ich niemanden zu nahe an mich heran lassen. Ich darf niemals Gefühle zeigen. Versagen ist ein Zeichen von Schwäche. Andere können das viel besser als ich. Meine Erfolge sind nicht gut genug. Ich darf nicht „nein" sagen. Wenn ich an mich selbst denke, bin ich egoistisch. Nur Angeber weisen auf ihre Erfolge hin. Ich bin zu jung, um eine Mutter zu beraten.

Unterstützende Haltungen sind:
Ich weiß um meine Stärken und Qualitäten. Ich achte auf meine Bedürfnisse und sorge für mich selbst. Über kleine Erfolge freue ich mich! Ich achte darauf, dass es eine Balance gibt zwischen Geben und Nehmen. Es ist zwar stressig, aber es kommen wieder andere Zeiten. Ich weiß, an wen ich mich wenden kann.

In diesen Aussagen zeigen sich Schutzfaktoren und Ressourcen, aber auch Fallen.

Die Studierenden sollen im ersten Schritt eigene Denkmuster auf Moderationskarten festhalten. Diese Prägungen werden im nächsten Schritt verursachenden Personen zugeordnet, zum Beispiel der Mutter, dem Vater, Großeltern, Lehrern, Erziehern, etc.

Hier geht es darum, die prägenden Personen des eigenen Lebens zu interpretie-
ren: Wie habe ich diese Person erlebt? Was habe ich an unterstützenden Überzeugungen dieser Personen mitgenommen? Was war eher hinderlich?

Im letzten Schritt beschreiben die Studierenden dann ein Bild von sich
selbst: Wie erlebe ich mich in meinem Ausdruck und meinen Überzeugungen?
Welche Überzeugungen begleiten mich in meinen Therapien? Welche Haltung
nehme ich in Therapien ein? Welche Haltungen transferiere ich evtl. auf die
Patienten? Erkenne ich positive oder negative Einstellungen?

Diese Übung wird erst in Einzelarbeit und anschließend in Partnerarbeit
durchgeführt. Die Studierenden sollen in einen Austausch kommen. Das Ge-
spräch dient wieder dazu, durch die Reflexion und das Verbalisieren eigener
Gedanken im Austausch andere Sichtweisen und Perspektiven zu gewinnen (vgl.
Arnold/ Njo 2007: 55).

Übung in Anlehnung an: Identifizieren und Zuordnung von Glaubenssätzen
(vgl. Wellensiek 2011: 131).

l) Timeline zum Thema eigene Biographie
Seine Vergangenheit zu erforschen und Erlebnisse, Deutungen und übernomme-
ne Handlungsmuster zu betrachten und die Verbindung des Vergangenen zur
jetzigen Situation herzustellen, ist Zielsetzung dieses Moduls. Hier werden mittels Reentry im Laufe des Lebens in Vergessenheit geratene Erlebnisse wieder
aktualisiert (vgl. Siebert 2012: 8). Hier zeigt sich das individuelle Vermögen
eines Menschen, Erlebtes in sein sinnhaftes Bezugssystem zu stellen, worin sich
Schutzfaktoren, Strategien und Ressourcen gleichermaßen zeigen. Ziel ist hier,
die eigene Biographie als Ressource zu erschließen, nicht einen therapeutischen
Weg zur Verarbeitung von Erlebtem zu beschreiten (vgl. Keil/ Keil 2014: 148).
Übung in Anlehnung an: Die Biografielinie: (vgl. Wellensiek 2011: 125, 126).

Das Reflexionsvermögen soll auch über die eigene Person hinaus für die
Rolle als Therapeutin geschärft werden. Das Bewusstsein über die eigene Le-
bensgeschichte soll angeregt werden, um daraus die resultierende Selbstfürsorge
und den Zugang zu den eigenen Ressourcen (vgl. Sotzko 2013: 62) zu eröffnen.
Parallel dazu soll auf die Lebensgeschichten und Ressourcen von Patienten hin-
geführt werden, denn diese gilt es im therapeutischen Setting zu aktivieren und
zu nützen. Somit ist die Selbsterfahrung ein modellhafter Weg zur Überführung
des Wissens um Resilienzfaktoren in die therapeutische Arbeit.

m) Rollenklärung
Für eine ausbalancierte Selbststeuerung ist es hilfreich, folgende Fragestellungen
zu durchdenken: Gestalte ich mein Leben selbst und wirke ich aktiv auf verän-
derbare Faktoren ein? In welchen Situationen lasse ich mich fremdbestimmen?
Zwinge ich mich Dinge zu tun, die mir nicht gut tun? Diese Fragen zielen auf
persönliche Wünsche und Anliegen, auf das Umfeld und wieder auf Glaubenss-

ätze und Denkfallen (Wellensiek 2011: 131). In unserem Handeln gibt es diesbezüglich Vermischungen, denn unser Handeln macht immer „Sinn". Jeder Mensch hat sich seine Lebenssituation aus seiner Wirklichkeit heraus geschaffen, so dass die Fühl-, Denk- und Handlungsmuster an die Situation angepasst sind. Die Übung soll den Studierenden helfen, ihre unterschiedlichen Rollen wahrzunehmen und achtsam zu hinterfragen. Was ist gut? Wo lohnt es sich etwas zu verändern? Ziel ist, Über- oder Unterforderungen zu erkennen, um dann Prioritäten setzen und Entscheidungen treffen zu können. Hier wirkt der Schutzfaktor der Kontrollüberzeugung.

Übung in Anlehnung an: Rollenkuchen: (vgl. Wellensiek 2011: 114, 115) und / oder Skulpturarbeit (vgl. Arnold/ Njo 2007: 97 ff.).

Transferaufgaben:

Bestandsaufnahme Akzeptanz	Übung 10 (Berg 2014)
Wer bin ich? Was will ich? Was kann ich?	Übung 40 (Berg 2014)
Ein ungewöhnliches Experiment / Perspektivenwechsel	(Engelmann 2014: 24)
Aus einem Elefanten eine Mücke machen	(Engelmann 2014: 153)

In der Timeline werden behindernde Einflüsse der Vergangenheit aufgedeckt und unterstützende Faktoren identifiziert. In der Energiebilanz werden Energiefresser und Energiespender registriert, die eigenen Gedanken werden im Hinblick auf festgefahrene Denkmuster beleuchtet. Bei der Rollenklärung geht es um Prioritäten und Veränderung. Alle Übungen verfolgen das gleiche Ziel, nämlich ein bewusstes Erkennen solcher Muster und eine aktive Veränderung dieser tief verwurzelten Verhaltensweisen anzuregen.

6.7.4 Modul: Handlungsmuster

In diesem Modul liegt der Fokus darauf, aktives Handeln zu initiieren, realistische Zielsetzungen zu formulieren und Konsequenzen bei Prioritäten zu setzen. Hier überschneiden sich Themen wie Lösungsorientierung (Ich gehe Dinge aktiv an), Selbstwirksamkeit (Ich bin überzeugt, dass ich Einfluss nehmen kann) und Verantwortung (Ich weiß, welche Verantwortung ich habe). Veränderung ist schwierig, oft von Zweifeln begleitet und der Gewinn ist meist erst mittel- bis langfristig spürbar. Diese Erfahrung hat jeder Studierende in seinem Leben z.Bsp. im Zusammenhang mit dem Erlernen eines Musikinstruments oder bei sportlichen Aktivitäten gemacht. Deshalb gilt es, kleine Veränderungen zu initiieren und diese Veränderungen immer wieder zu wiederholen und somit einzuüben. Diese Veränderungsschritte sollen durch die Transferaufgaben und durch das Führen des Lerntagebuchs begleitet werden. Im Seminar selbst sollen folgende Inhalte thematisiert werden:

n) Problemlösekompetenz

Nach der Identifikation von Fühl- und Denkmustern ist der nächste Schritt, diese tiefgehenden Prägungen zu verändern. Mourlane spricht in diesem Zusammenhang davon, den sogenannten „Influenceradar" einzusetzen. Es gilt in Situationen zu überlegen, was in

Zone 1) beeinflussbar ist – das bedeutet, ich kann mich ändern

Zone 2) eventuell beeinflussbar ist – der Patient, der Partner, der Chef

Zone 3) nicht beeinflussbar ist – Tod, Kündigung, Patient bricht Therapie ab

Somit könnte man Resilienz als eine intelligente Verwendung begrenzter Ressourcen verstehen (vgl. Mourlane 2014: 102).

Zone 1 zielt auf unsere Selbstwirksamkeitsüberzeugung, d.h. wir sind nicht „Opfer", sondern wir entscheiden und agieren selbst. Zone 2 hängt eng mit der eigenen Zielstrebigkeit und Ausdauer und der Fähigkeit zusammen zu entscheiden, wie viel Energie man in einen Prozess investiert. Stellt man Studierenden die Frage, was sie in schwierigen therapeutischen Situationen bereits versucht haben, kommt oft die Antwort: „Das bringt ja sowieso nichts". Dies könnte dahingehend interpretiert werden, dass die Studierenden noch nicht versucht haben, etwas zu verändern, aber bereits mit dem Ausstieg aus der Situation beschäftigt sind, da sie sich eher in der Opferrolle sehen. Diese Haltung gilt es zu analysieren. Zone 3 ist die Zone des Nicht- Beeinflussbaren. Hierunter versteht man nicht die Gleichgültigkeit gegenüber solchen Situationen, sondern die Akzeptanz. Hier können über ein Zwei-Felder-Modell (veränderbar / nicht veränderbar) Themen auf Moderationskarten fixiert werden und eine Reflexion der Studierenden in Gang gesetzt werden.

Um diese Reflexion zu strukturieren, bietet sich als Strategie der Bearbeitung das ABC Modell nach Ellis (vgl. Ellis/ Hoellen 2004) an. A steht für die Beschreibung der Situation (activating event), B steht für die individuelle Interpretation dieser Situation (belief system) und C steht für die Konsequenzen, die daraus entstehen (consequence). Ein bewusster Perspektivwechsel wird über Rollenspiele (vgl. Arnold/ Njo 2007: 49) mit Fallbeispielen aus den Therapien angeregt und trainiert. Ziel ist die Entwicklung von Problemlösestrategien. Hier werden die Schutzfaktoren Kontrollüberzeugungen, Empathie und Emotionssteuerung gleichermaßen aktiviert.

o) Grenzen setzen

Als eine Folge aus der Energiebilanz und Rollenklärung zeigt sich, dass das Thema Grenzen setzen resilientes Verhalten fördert (vgl. Wellensiek 2011: 137).

Kann ich mir selbst Grenzen setzen? Kann ich Anderen Grenzen setzen? Achte ich die Grenzen anderer? Kann ich gesetzte Grenzen flexibel handhaben? Auch hier bietet sich erst eine Eigenarbeit mit diesen Fragen an, um dann in der Gruppe darüber zu diskutieren. Die Studierenden sollen den Unterschied zwischen einer „Opferrolle" (ich kann ja nichts dafür..) und einer aktiven Entscheidungsrolle reflektieren. Manche Patienten fordern sehr viel – auch hier gilt es Grenzen zu setzen, Abstand von den Problemen der Patienten zu finden und sich in professioneller Weise zu distanzieren. Auch diese Strategien sollen diskutiert werden und in Rollenspielen unterschiedliche Haltungen eingenommen werden.

Transferaufgaben:

Bestandaufnahme zum Thema Verantwortung	Übung 16 (Berg 2014)
Was bedeuten neue Situationen für mich?	Übung 36 (Berg 2014)
Fragebogen Selbstbestimmung	(Engelmann 2014: 93)
Der Leuchtturm	(Engelmann 2014: 104)
Ein solides Fundament	(Engelmann 2014: 106)
Krise oder Chance?	(Engelmann 2014: 151)

6.7.5 Modul: soziale Ressourcen

Für einen interaktiven Einstieg in das Thema Netzwerk können folgende Ideen genutzt werden (vgl. PRO-SKILLS 2014): Abbildung 24, Anhang S. 85 oder die Übungen Netzwerk / Überquerung des Sumpfes / Nagel-Spiel.

p) Soziales Netzwerk
Zunächst geht es wieder darum, das eigene soziale Netz in Eigenreflexion zu identifizieren. Dies kann über folgende Übung geschehen:
    Kontaktdiagramm meines sozialen Netzes von Kaluza: (Kaluza 2012: 101f.).
    Im Anschluss daran sollen in der Gruppe Strategien für den Erhalt und für die Pflege von Beziehungsressourcen diskutiert werden, denn Freundschaften und familiäre Beziehungen sind ein wesentliches Fundament, um mit den Herausforderungen des Alltags konstruktiv umzugehen. Als Diskussionsgrundlage dient eine Tabelle, die Anleitungen zur gelingenden bzw. misslingenden Beziehungsgestaltung gegenüberstellt (vgl. Zwack 2013: 53).

q) Psychohygiene durch professionelle Unterstützung

Hierbei geht es um das Bewusstsein und Reflexionsvermögen über die Integration anderer Helfersysteme und um die Ressource, sich Hilfe zu holen. Hier soll unterschieden werden in

1) kollegiale Unterstützung innerhalb des Studiums mit den Methoden der Gruppensupervision, des Reflecting Teams oder der kollegialen Beratung

2) externe Unterstützung durch Supervision, Coaching oder Balint Gruppen

Hier können von den Studierenden in Kleingruppenarbeit die inhaltlichen Aspekte dieser Methoden erarbeitet werden und anschließend die Ergebnisse den anderen präsentiert werden. Die Methode der Gruppensupervision soll anhand eines oder mehrerer Fallbeispiele im Seminar erprobt und reflektiert werden.

Die Gruppensupervision ermöglicht die gemeinsame Reflexion einer problematischen Situation. Die Teilnehmer einer Gruppensupervision profitieren dabei von der multiperspektivischen Sicht der Supervisionsgruppe. In einer Supervisionssitzung stellt ein Teilnehmer einen Fall vor, den er mit einer eigenen Fragestellung vorträgt.

Die Einfälle und Beiträge der Gruppenmitglieder bereichern dabei die Sicht des Einzelnen, und ermöglichen so eine Erweiterung der persönlichen betroffenen Perspektive. Verschiedene Gruppenmitglieder nehmen oft unterschiedliche, zunächst unbewusste Aspekte des dargestellten Problems wahr. Wenn diese zur Sprache kommen, resultieren daraus überraschende Einblicke in eine Beziehungskonstellation oder eine Problemstellung, die ansonsten verborgen bleiben würde.

Ein ähnliches Vorgehen bietet die Methode des Reflecting Teams. Ziel ist es, einen Freiraum für die Entwicklung vielfältiger Perspektiven und Ideen zu gestalten, Lösungsmöglichkeiten anzuregen und das Annehmen verschiedener Lösungswege zu erleichtern (vgl. Arnold/ Njo 2007: 113). Weiterhin ist auch die Methode der kollektiven Beratung, auch Intervision genannt, nutzbar (vgl. Lippmann 2009).

Supervision und Coaching sind die konzeptionellen Grundlagen für die Beratung von Personen in ihren beruflichen Rollen und Positionen. Zentrales Element des Beratungsprozesses ist die Reflexion. Der Ratsuchende wird dabei unterstützt, Klärung und Entwicklung auf Basis eigener Erkenntnisse zu erreichen.

Supervision und Coaching setzen die Bereitschaft voraus, einen ergebnisoffenen Beratungsprozess zu gestalten. Der weitgehend unabhängigen Position des Supervisors kommt hierbei eine besondere Bedeutung zu (vgl. DGSV 2014).

Balint Gruppen: hier gilt es ursprünglich die Arzt-Patient-Beziehung und die Praxis der Beziehungsgestaltung helfender Berufe zu fördern, sowie die eigene Einstellung bzw. Haltung in der Beziehung zu untersuchen (vgl. DBG

2014). Der teilnehmende Personenkreis hat sich inzwischen auf alle therapeutischen Berufe erweitert.

r) Lehrende als Ressource
In Lernsituationen der fachpraktischen Ausbildung hat die Rolle der Lehrenden eine besondere Bedeutung in der Steuerung von Lernprozessen. Lehrende, die im Bereich Fachwissen und Fertigkeiten / Schlüsselkompetenzen / personale Kompetenzen lehren, müssen über diese Kompetenzen selbst verfügen und darin ausgebildet sein. Sie müssen den Studierenden als Vorbilder und Modelle dienen und können auf diesem Weg die Entwicklung personaler Kompetenzen unterstützen (vgl. Heyse 2014: 205). Wissenschaftlich fundierte Aspekte für Mentoren und Lehrende sind (vgl. McAllister/ Lowe 2013: 84).

■   die Fähigkeit zur Teamarbeit: Zusammenarbeit mit Lernenden, Kollegen, Patienten

■   entsprechende Persönlichkeitsmerkmale: begeisterungsfähig, flexibel, rücksichtsvoll, selbstbewusst, guter Zuhörer und Kommunikator

■   die Fähigkeit, den Lernprozess zu erleichtern: erkennt und plant individualisierte Lernerfahrungen, gibt fortlaufend konstruktives Feedback, greift ein, wenn Situationen ethisch nicht vertretbar sind, stellt offene Fragen; unterstützt die Lernenden, indem Stärken betont werden

■   hat Kenntnisse das Setting betreffend: hier über Therapieberufe, Gesundheitssystem, System Hochschullehre

Ein regelmäßiges konstruktives Feedback (vgl. Reich 2014) fördert die Entwicklung und die Kompetenz des Novizen und durch einen vertrauensvollen Umgang wird Selbstvertrauen gefördert. Somit kann Selbstwirksamkeit der Studierenden durch regelmäßige Instruktion und Rückmeldung gestärkt werden.

Für ein Konzept, das personale Kompetenzen fördert, ist es notwendig, dass ein Lehrender fähig sein muss, die Fühl-, Denk- und Handlungsmuster der Studierenden zu erkennen und sie zu spiegeln, um alternative Muster zu entwickeln. In dem Konzept der Resilienzförderung ist die Begleitung der Studierenden ein „angeleitetes Selbstcoaching, sowie ein transformatives Lernen im Modus des Selbstreflexiven" (Arnold 2013: 116). Dies setzt, wie bereits beschrieben, Professionalität in diesem Bereich voraus.

Transferaufgaben

Fragebogen: Welche Netzwerke brauche ich?	Übung 43 (Berg 2014)
Imagination „Der Freundeskreis"	Übung 43 (Berg 2014)

6.8 Evaluation

„Erwachsene müssen erkennen und (er)klären können, was in ihnen wirkt, um sich – in einer lernenden Suchbewegung – in einen Unterschied hinein entwickeln und autonomer denken, fühlen und handeln zu lernen." (Arnold 2013: 178)

Dies sollte durch dieses Konzept zur Resilienzförderung angeregt werden. Somit entstehen individuelle und sehr persönliche Lernergebnisse, die schwer messbar sind und in der konstruktivistischen Perspektive begründet sind. Lernergebnisse sind im Lerntagebuch festgehalten, so dass hier jeder Studierende seinen Lernprozess und sein Lernergebnis mittels metakognitiver Strategien selbst beurteilen kann. Die Studierenden können einen Vergleich mit ihrer Resilienzskala vom Beginn vornehmen.

Zentrales Problem bei der Resilienz als Prozess ist, dass sie nicht messbar ist. Es handelt sich nach Kluge um ein „latentes Konstrukt, welches aus den Teilkonstruktionen „Risiko" und „positive Anpassung" generiert wird" (Kluge 2004: 12, Herv.i.O.).

Dennoch gilt es im Rahmen von Qualitätssicherung abschließend die Zielsetzungen des Seminars und den persönlichen Zugewinn an Resilienzkompetenz einzuschätzen. In der Anfangsphase wurde über die Frage der persönlichen Erwartung der Studierenden eine Themensammlung eingeholt. Zwischenevaluationen finden regelmäßig zu Beginn jedes Seminartermins statt. Am Ende geht es um das gesamte Konzept und die Einschätzung, ob und wie hilfreich die Förderung war. Dies geschieht verbal über eine Abschlussrunde mit den Studierenden, um auch Anregungen für evtl. Veränderungsaspekte zu erhalten, und schriftlich, um eine objektive Sicht auf das Konzept zu werfen. Dabei wird ein Fragebogen eingesetzt, der sich auf alle Bewältigungsstrategien, die innerhalb der Seminarreihe angeregt wurden, bezieht (Abbildung 27, Anhang S. 86). Diese Evaluation genügt den wissenschaftlichen Ansprüchen einer Evaluation allerdings nicht. Dieser Aspekt wird im Kapitel Schlussfolgerungen erneut aufgegriffen.

6.9 Einbindung in ein Studium

Das Konzept der Resilienzförderung kann im Bereich der Schlüsselqualifikationen einer Hochschule angeboten werden. Die Teilnahme ist freiwillig und die Veranstaltung sollte in der Erprobungsphase vorerst ohne expliziten Leistungsnachweis abgeschlossen werden. Somit kann ein „bestanden" vergeben werden, wenn die Veranstaltung regelmäßig besucht wurde. Da 15 Termine mit je 120 Minuten Dauer und Selbstlernzeit veranschlagt ist, könnten 2,5 ECTS dafür angerechnet werden.

In den bestehenden Studiengängen der Gesundheitsfachberufe sind Wahlpflichtmodule zur Erlangung von Schlüsselqualifikationen im Studienverlaufsplan integriert. Diese werden allerdings meist nicht von Lehrenden der Studiengänge betreut, sondern sind fachfremd besetzt, sogenannte additive Ansätze.

In der Realisierung des Konzeptes zur Resilienzförderung sollte diese Veranstaltung in die jeweiligen Studienverlaufspläne und Modulhandbücher integriert werden und von den Lehrenden der Studiengänge zur Verknüpfung und zur Verbesserung der tatsächlichen Handlungskompetenz selbst vermittelt werden (vgl. Heyse 2014: 205). Die Variante eines integrativen Ansatzes zur Förderung von Schlüsselkompetenzen wird als wirkungsvoller Ansatz beurteilt (vgl. Schaeper/ Briedis 2004: 58), weil ein enger Bezug zu den fachlichen Inhalten besteht und sich die Wahrscheinlichkeit zur Anwendung des Erlernten in der beruflichen Praxis erhöht.

Das Memorandum im Jahre 2000 zum lebenslangen Lernen vertrat den Standpunkt, dass Fachwissen, Fertigkeiten und Schlüsselkompetenzen eine Einheit bilden sollen. Seit dem DQR (vgl. AK DQR 2014) sind unter Kompetenzen bereits Selbst- und Sozialkompetenz aufgeführt. Aus den genannten Schlüsselkompetenzen treffen Eigen-verantwortung, Lernbereitschaft und Lernfähigkeit, Offenheit für Veränderungen, Problemlösefähigkeit, Selbstmanagement, fachübergreifende Kenntnisse, Folgebewusstsein und ganzheitliches Denken auf Resilienzkompetenz zu (vgl. Heyse 2014: 204).

7 Schlussfolgerung und Ausblick

„Das Resilienzmodell kann als Prozess verstanden werden, der dazu führt, dass eine Krise oder eine Belastung kompetent verarbeitet wird, so dass am Ende ein positives Ergebnis im Sinn einer neuen Orientierung oder eines Zugewinns an Fähigkeiten und Zufriedenheit erzielt wird" (Siegrist/ Luitjens 2011: 37).

In der vorliegenden Arbeit wurde ein Konzept für Studierende von Gesundheitsfachberufen erstellt, in welchem dieser Prozess angestoßen wird. Die Verknüpfung von Resilienzförderung mit konstruktivistischen Ansätzen bietet dabei für die Studierenden „gewonnene Freiheit" (Meier-Gantenbein/ Späth 2006: 262) in ihren Therapien und in ihrem Leben insofern, dass der Wechsel von Perspektiven zu der Frage führt, was sich verändert, wenn man einen anderen Blick wagt und welche Erkenntnisse man für sein eigenes Verständnis daraus zieht (vgl. ebd: 262).

Allerdings gilt für die Evaluation des vorliegenden Konzeptes, sowie für alle Forschungsergebnisse zur Resilienz bisher, dass die Einzelaspekte in ihrer Definition und Wirkungsweise sehr differenziert zu betrachten sind und Abhängigkeiten schwer voneinander getrennt werden können. Deshalb sind Ursache und Wirkung oft schwer zu belegen. Die Forschung beschreibt, dass die zu erfassenden Konstrukte oftmals sehr komplex sind und sich daraus Messprobleme ergeben (vgl. Bengel/ Lyssenko 2012: 101).

Eine allgemeingültige Resilienztheorie kann es nicht geben, da sich das Phänomen der Resilienz nicht durch Kontinuität begründet, sondern auf hochkomplexen Variablen basiert. In der in vielen unterschiedlichen Disziplinen angesiedelten Forschung kann Resilienz nicht gemessen werden, da sie auf dem Konstrukt von Risiko und Anpassung gründet (vgl. Werner 2008: 311). Es zeigt sich, dass Resilienz als Konstruktion der jeweiligen Wirklichkeit anzusehen ist. In diesem Kontext reiht sich auch die vorliegende Arbeit ein. Sie ist ebenfalls eine Konstruktion einer Wirklichkeit bezogen auf therapeutische Anforderungen. Unberücksichtigt bleiben in dieser Arbeit auch die Zusammenhänge von Resilienzforschung mit der Wechselwirkung von genetischen, biologischen und konstitutionellen Aspekten. Ebenso wurde der Zusammenhang mit sozialen, strukturellen und gesellschaftlichen Bedingungen nicht berücksichtigt.

Der Nutzen der Resilienzforschung liegt gerade im pädagogischen, psychologischen und gesundheitswissenschaftlichen Feld auf dem Perspektivenwechsel: weg von dem Blick auf Risikofaktoren, hin zu einer ressourcenorientierten Blickrichtung, die Erfolge bzw. Veränderungen für möglich hält. Zentrale Erkenntnis ist, dass durch fördernde Maßnahmen Resilienz nicht hergestellt werden kann, sondern lediglich die Wahrscheinlichkeit für ihre Entwicklung erhöht werden kann.

Dies entspricht parallel der konstruktivistischen Sichtweise der Ermöglichungsdidaktik in dem Verständnis, dass das zu Lernende anschlussfähig sein muss an die individuelle Situation des Lerners. Größte Chance für eine Veränderung bzw. ein Neulernen ist, wenn neben einem flexiblen Passungsverhältnis zwischen Ressourcen und Umwelt ein entwicklungsförderndes Setting geschaffen werden kann.

Den therapeutischen Gesundheitsfachberufen liegt ein humanistisches Menschenbild zu Grunde, das per se davon ausgeht, dass in Menschen die Fähigkeit angelegt ist, mit schwierigen Lebensbedingungen zurecht zu kommen. Diese Berufe orientieren sich an einem Menschenbild, „das die Würde und Integrität des Individuums achtet, seine Selbstverantwortung respektiert und zum Erhalt und Schutz fundamentaler menschlicher Rechte verpflichtet" (dbl Leitbild 2005). Diese Grundhaltung ermöglicht überhaupt erst Therapie.

Für eine Professionalisierung der Gesundheitsfachberufe Ergotherapie, Physiotherapie und Logopädie ist die Weiterentwicklung sozialer Kompetenzen notwendig, um den sich stetig verändernden Bedingungen dauerhaft gewachsen zu sein. Diese Arbeit soll durch den Theorie- Praxistransfer dazu beitragen, dass sich Therapeuten Sicherheiten erschließen können, um in ihrer beruflichen Identität zu wachsen und um in einem herausfordernden Beruf dauerhaft arbeiten zu können. „Wer selbstbewusst eigene Grenzen erkennt und akzeptiert, wer einen gesunden Egoismus entwickelt, sich organisiert, abgrenzt und Prioritäten setzt, ist auf dem richtigen Weg" (Zwack 2013: 6). Resilienzkompetenz würde letztendlich dazu führen, den Abbruch des Studiums zu verhindern und gesundheitliche Probleme im späteren Arbeitsalltag zu verringern. Dies zu überprüfen wären logische Folgethemen. Die Tatsache, dass es im Bereich der Praxisforschung große Lücken gibt, zeigt auch Kluge auf (vgl. Kluge 2004: 6). Es gibt viele Forschungsprojekte und -ergebnisse für den Kinder- und Jugendbereich und in Österreich wird im Moment ein EU Projekt Resilienz in der Erwachsenenbildung realisiert (vgl. RESILIENCE 2014). Daten für den therapeutischen Bereich liegen noch nicht zufriedenstellend vor.

Trotz der vielen Vorteile von Resilienz ist es nicht wünschenswert immer resilient zu sein, insbesondere dann nicht, wenn in der Arbeitswelt von immer derselben Person erwartet wird, dass sie anpassungsfähig und „biegsam" ist. Medizinische und psychiatrische Symptome dürfen nicht übersehen werden und Resilienz als Prozess darf nicht nur auf das Individuum bezogen werden, sondern muss auch für das Umfeld und die Organisationsbedingungen gelten. Dies gilt in diesem Kontext für das Gesundheitssystem in Deutschland insgesamt. Generell besteht hier durch mangelnde Anerkennung dieser Berufe und steigende Anforderungen die Gefahr der Überforderung. Auch in diesen Bereichen könnte Resilienzförderung wirksam werden.

Literaturverzeichnis

AK DQR – Arbeitskreis Deutscher Qualifikationsrahmen – (2014): Deutscher Qualifikationsrahmen für lebenslanges Lernen URL: http://www.dqr.de (Letzter Zugriff: 11.08.2014).

American Psychological Association (2002): The road to resilience. Vol. 33, No. 9.

Antonovsky, A. (1997): Salutogenese. Zur Entmystifizierung der Gesundheit. dgvt-Verlag. Tübingen.

Arnold, R. (1985): Deutungsmuster und pädagogisches Handeln in der Erwachsenenbildung. Klinkhardt. Bad Heilbrunn.

Arnold, R. (2001): Konstruktivismus. In: Arnold, R./ Nolda, S./ Nuissl, E. (Hrsg): Wörterbuch der Erwachsenenpädagogik. Klinkhardt. Bad Heilbrunn. S. 176-177.

Arnold, R. (2005): Die emotionale Konstruktion der Wirklichkeit. Schneider Hohengehren.

Arnold, R. (2008): Vorbereitung auf didaktisches Handeln. Studienbrief Nr. EB 0120 des Master-Fernstudiengangs Erwachsenenbildung der TU Kaiserslautern. Unveröffentlichtes Manuskript. 2. überarbeitete und weiterentwickelte Auflage. Kaiserslautern.

Arnold, R. (2010): Porträts und Konzeptionen zur Erwachsenenbildung. Studienbrief Nr. EB 0110 des Master-Fernstudiengangs Erwachsenenbildung der TU Kaiserslautern. Unveröffentlichtes Manuskript. Kaiserslautern.

Arnold, R. (2012): Wie man lehrt, ohne zu belehren. 29 Regeln für eine kluge Lehre. Das LENA-Modell. Karl Auer. Heidelberg.

Arnold, R. (2013): Emotionale Kompetenz, emotionales Lernen und emotionale (Selbst-)Führung in der Erwachsenenbildung. Studienbrief Nr. EB 0620 des Master-Fernstudiengangs Erwachsenenbildung der TU Kaiserslautern. Unveröffentlichtes Manuskript. 1. überarbeitete Auflage. Kaiserslautern.

Arnold, R. (2013): Systemische Erwachsenenbildung. Die transformierende Kraft des begleiteten Selbstlernens. In: Arnold, R.; Reihe: Systhemia – Band 10. Schneider. Baltmannsweiler.

Arnold, R./ Njo, M. (2007): Systemische Methoden in der Erwachsenbildung. In: Pädagogische Materialien der TU Kaiserslautern. Heft 29.

Arnold, R./ Prescher, T./ Werle, S. (2014): Schlüsselkompetenzen entwickeln. Ermöglichungsdidaktik als Rahmen individueller Professionalität und organisationaler Strategie. In: Heyse, V. (Hrsg.): Aufbruch in die Zukunft . Erfolgreiche Entwicklungen von Schlüsselkompetenzen in Schulen und Hochschulen. WAXMANN. Münster. S. 201 – 212.

Arnold, R./ Siebert, H. (2006): Die Verschränkung der Blicke. Schneider. Hohengehren.

Bandura, A. (1997): Self-Efficacy: The Exercise of Control. Freemann and Company. New York.

Bandura, A. (2001): Social Cognitive Theory: An Agentic Perspective. In: Annual Review of Psychology. Vol. 52. S. 1 – 26.

Becker P. (2006): Gesundheit durch Bedürfnisbefriedigung. Hogrefe. Göttingen.

Behrens, H. (2014): Biographisches Lernen. In: Online-Wörterbuch Erwachsenenbildung. URL: http://www.wb-erwachsenenbildung.de/online-woerterbuch (Letzter Zugriff: 28.08.2014).

Bengel, J./ Lyssenko, L. (2012): Resilienz und psychologische Schutzfaktoren im Erwachsenenalter. In: Bundeszentrale für gesundheitliche Aufklärung (BZgA) (Hrsg.): Forschung und Praxis der Gesundheitsförderung. Band 43. BZgA. Köln.

Berg, F. (2014): Übungsbuch Resilienz. 50 praktische Übungen, die der Seele helfen, vom Trauma zu heilen. Junfermann. Paderborn.

Berndt, C. (2013): Resilienz – Das Geheimnis der psychischen Widerstandskraft. Was uns stark macht gegen Stress, Depressionen und Burn-out. 2. Auflage. DTV. München.

Beushausen, U. (2009): Therapeutische Entscheidungsfindung in der Sprachtherapie. Urban und Fischer. München.

Bowlby, J. (2008): Bindung als sichere Basis. Grundlagen und Anwendung der Bindungstheorie. Reinhardt. München.

Casey, K./ Fink, R./ Krugmann, M./ Probst, J. (2004): The graduate nurse experience. In: Journal of Nursing Administration. Vol. 34, No. 6. S. 303 – 311.

Cohn, M./ Fredrickson, B./ Brown, S./ Mikels, J./ Conway, A. (2009): Happiness Unpacked: Positive Emotions Increase Life Satisfaction by Building Resilience. In: American Psychological Association (Hrsg.): Emotions. Vol. 9, No. 3. S. 361 – 368.

Condly, S. (2006): Resilience in children: A review of literature with implications for education. In: Urban Education. Vol. 41, No. 3. Sage. S. 211 – 236.

Copperrider, L./ Whitney, D./ Stavros, J. (2008): Appreciative Inquiry Handbook. For Leaders of Change. Crown Custom Publishing. Ohio.

Covey, S. (1994): Die sieben Wege zur Effektivität. Ein Konzept zur Meisterung des beruflichen und privaten Lebens. Campus. Frankfurt.

Cyrulnik, B. (2013): Rette Dich, das Leben ruft. Ullstein. Berlin.

Davis, M./ Zautra, A./ Smith, B. (2004): Chronic Pain, Stress, and the Dynamics of Affective Differentiation. In: National Institutes of Heath (NIH) (Hrsg.): Journal of Personality. Vol. 72, No. 6. S. 1133 – 1159.

DBG (2014): Die Deutsche Balint-Gesellschaft e.V.
    URL: http://www.balintgesellschaft.de (Letzter Zugriff: 29.08.2014).

dbl (2014): dbl – Deutscher Bundesverband für Logopädie e.V.
    URL: https://www.dbl-ev.de/kommunikation-sprache-sprechen-stimme-schlucken/stoerungen-bei-erwachsenen/logopaedie-hilft.html. (Letzter Zugriff: 11.08.2014).

dbl Leitbild (2005): Leitbild Logopädin/Logopäde des dbl.
    URL: https://www.dbl-ev.de/service/shop/dbl-publikationen/publikationen-einzelansicht.html?productId=35 (Letzter Zugriff: 29.08.2014).

de Shazer, S. (2012): Der Dreh. Überraschende Wendungen und Lösungen in der Kurzzeittherapie. Carl Auer. Heidelberg.

Dewey, J. (1986): Erziehung durch und für Erfahrung. Klett. Stuttgart.

DGSV (2014): Deutsche Gesellschaft für Supervision e.V.
URL: http://www.dgsv.de/supervision (Letzter Zugriff: 29.08.2014).

DVE (Hrsg.) 2008: Ergotherapie im Profil. Deutscher Verband der Ergotherapeuten e.V.
1. Auflage. Karlsbad.

Edlhaimb-Hrubec, C./ Reichel, A. (2014): Selbstsorge, ein sinnvolles Ritual? In: Gahleitner, S./ Reichel, R./ Schigl, B./ Leitner, A. (Hrsg.): Wann sind wir gut genug? Selbstreflexion, Selbsterfahrung und Selbstsorge in Psychotherapie, Beratung und Supervision. Beltz Juventa. Weinheim. S. 172 – 193.

Egloff, B. (2011): Biographieorientierte Ansätze. In: Fuhr, F./ Gonon, P./ Hof, C. (Hrsg.): Erwachsenenbildung – Weiterbildung. Handbuch der Erziehungswissenschaft. Band 4. S. 153-161.

Ellis, A./ Hoellen, B. (2004): Die Rational-Emotive Verhaltenstherapie : Reflexionen und Neubestimmungen. 2. Auflage. Klett. Stuttgart.

Engelmann, B. (2014): Therapie-Tools Resilienz. Beltz. Weinheim.

Erpenbeck, J./ Sauter. W. (2010a): Kompetenzen erkennen und finden. Studienbrief EB 1510 des Master-Fernstudiengangs Erwachsenenbildung der TU Kaiserslautern. Unveröffentlichtes Manuskript. 1. Auflage. Kaiserslautern.

Erpenbeck, J./ Sauter. W. (2010b): Kompetenzentwicklung ermöglichen. Studienbrief EB 1520 des Master-Fernstudiengangs Erwachsenenbildung der TU Kaiserslautern. Unveröffentlichtes Manuskript. 1. Auflage. Kaiserslautern.

Erpenbeck, J./ von Rosenstiel, L. (2003): Handbuch Kompetenzmessung. Schäffer – Poeschel. Stuttgart.

FQR-ThGFB (2013): Interdisziplinärer Hochschulischer Fachqualifikationsrahmen für die therapeutischen Gesundheitsfachberufe in der Ergotherapie, Physiotherapie und Logopädie. Hochschulverbund Gesundheitsfachberufe e.V. HVG (Hrsg.). URL: http://hv-gesundheitsfachberufe.de/dokumente/FQR-ThGFB_ Beschlussfassung130614.pdf (Letzter Zugriff: 11.08.2014).

Frankl, V. (2009): .. trotzdem Ja zum Leben sagen. Kösel Verlag. München.

Gieseke, W. (2004): Weiterbildungsberatung. Studienbrief Nr. EB 0920 des Master-Fernstudiengangs Erwachsenenbildung der TU Kaiserslautern. Unveröffentlichtes Manuskript. 2. überarbeitete Auflage. Kaiserslautern.

Gillen, J. (2006): Kompetenzanalysen als berufliche Entwicklungschance. Eine Konzeption zur Förderung beruflicher Handlungskompetenz. Bertelsmann. Bielefeld.

Godinez, G./ Schweiger, J./ Gruver, J./ Ryan, P. (1999): Role transition from graduate to staff nurse: A qualitative analysis. In: Journal for Nurses in Staff Development. Vol. 15, No. 3. S. 97 – 110.

Hansen, H. (2009): Therapiearbeit – Eine qualitative Untersuchung der Arbeitstypen und Arbeitsmuster ambulanter logopädischer Therapieprozesse. In: Wissenschaftliche Schriften. Reihe 13 – Beiträge zur Gesundheits- und Therapiewissenschaft. Bd. 5. 1. Auflage. Schulz-Kirchner. Idstein.

Harrow, M./ Hansford, B./ Astrachan-Fletcher, E. (2009): Locus of control: Relation to schizophrenia, to recovery, and to depression and psychosis – A 15-year longitudinal study. In: Psychiatry Research. Vol. 168. Elsevier. S. 186 – 192.

Heyse, V. (2014): Entwicklung von Schlüsselkompetenzen in deutschen Hochschulen – Bilden deutsche Hochschulen wirklich kompetente Fachleute aus? In: Heyse, V. (Hrsg.): Aufbruch in die Zukunft . Erfolgreiche Entwicklungen von Schlüsselkompetenzen in Schulen und Hochschulen. WAXMANN. Münster. S. 201 – 212.

Hoffmann, N./ Hofmann, B. (2012): Selbstfürsorge für Therapeuten und Berater. Beltz. Weinheim.

House, J./ Umberson, D./ Landis, K. (1988): Structures and Processes of Social Support. In: Annual Reviews Socialogy. Vol. 14. S. 293 – 318.

Hüther, G (2008): Resilienz im Spiegel entwicklungsneurobiologischer Erkenntnisse. In: Opp, G./ Fingerle, M. (Hrsg.): Was Kinder stärkt. Ernst Reinhardt Verlag. München. S. 45 – 56.

Jackson, D./ Firtko, A./ Edenborough, M. (2007): Personal resilience as a strategy for surviving and thriving in the face of workplace adversity: a literature review. In: Journal of Advanced Nursing. Vol. 60, No. 1, S. 1 – 9.

Kaluza, G. (2012): Gelassen und sicher im Stress. Das Stresskompetenzbuch. Stress erkennen, verstehen, bewältigen. Springer. Heidelberg.

Kauffeld, S. (2006): Kompetenzen messen, bewerten, entwickeln. Ein prozessanalytischer Ansatz für Gruppen. Schäffer – Poeschel Verlag. Stuttgart.

Keil, K./ Keil, W. (2014): Biographiearbeit. In: Gahleitner, S./ Reichel, R./ Schigl, B./ Leitner, A. (Hrsg.): Wann sind wir gut genug? Selbstreflexion, Selbsterfahrung und Selbstsorge in Psychotherapie, Beratung und Supervision. Beltz Juventa. Weinheim. S. 145 – 153.

Kent, M./ Davis, M. (2010): Resilience Interventions – The Emergence of Capacity – Building Programs and Models. In: Reich, J./ Zautra, A./ Hall, J. (Hrsg.). Handbook of Adult Resilience. Chapter 20. THE GUILFORD PRESS. New York. S. 427 – 449.

Kluge, A. (2004): Resilienzforschung: Aktueller Forschungsstand. Kommentierte Auswahlbibliographie.
http://www.equal-aeiou.at/Upload/Resilienz_TeilI_Darstellung_Dez_2004.pdf
(Letzter Zugriff: 10.08.2014).

Kobasa, S. (1979): Stressful life events, personality, and health: An inquiry into hardiness. In: Journal of Personalty and Social Psychology. Vol. 37. No. 1. S. 1 – 11.

Lazarus, R./ Folkman, S. (1984): Stress, Appraisal and Copying. Springer. New York.

Leppert, K./ Richter, F./ Strauß, B. (2013): Wie resilient ist die Resilienz? In: Psychotherapie im Dialog. Heft 1. Thieme. Stuttgart. S. 52 – 55.

Lippmann, E. (2009): Intervision. Kollegiales Coaching professionell gestalten. Springer.

Lohmann-Haislah, A. et al. (2012): Stressreport Deutschland 2012 – Psychische Anforderungen, Ressourcen und Befinden. Bundesanstalt für Arbeitsschutz und Arbeitsmedizin (Hrsg.). Bonifatius GmbH. Paderborn.

http://www.baua.de/de/Publikationen/Fachbeitraege/Gd68.pdf?__blob=publication
File&v=17 (Letzter Zugriff: 10.08.2014).

Mader, W. (1983): Lernen oder Heilen? Zur Problematik offener und verdeckter Thera-
pieangebote in der Erwachsenenbildung. In: Schlutz, E. (Hrsg.): Erwachsenenbildung zwischen Schule und sozialer Arbeit. Klinkhardt. Bad Heilbrunn. S. 184-198.

Mader, W. (1991): Unbewußte psychodynamische Lernbedingen. In: Grundlagen der
Weiterbildung – Praxishilfen. Luchterhand. Neuwied. S. 1 – 22.

Mader, W. (1999): Weiterbildung und Beratung. In: Tippelt, R. (Hrsg.): Handbuch Erwachsenenbildung / Weiterbildung. Leske + Budrich. Opladen. S. 318-326.

Mahler, L./ Jarchov-Jàdi, I./ Montag, C./ Gallinat, J. (2014): Das Weddinger Modell –
Resilienz- und Ressourcenorientierung im klinischen Kontext. Psychiatrie Verlag.
Köln.

Mandela, N. (1997): Der lange Weg zur Freiheit. Autobiographie. Fischer Taschenbuch.
Frankfurt.

Masten, A. (2001): Ordinary Magic: Resilience Processes in Development. In: American
Psychologist. Vol. 56, No. 3. American Psychological Association. Washington. S.
227-238.

Mayr, J. (1997): Evaluieren. In: Buchberger, F./ Eichelberger, H./ Klement, K./ Mayr, J./
Seel, A./ Teml, H. (Hrsg.): Seminardidaktik. Studienverlag. Innsbruck. S. 224-256.

McAllister, M./ Lowe, B. (2013) (Hrsg.): Resilienz und Resilienzförderung bei Pflegen-
den. Huber. Bern.

Meichenbaum, D. (2012): Intervention bei Stress – Anwendung und Wirkung des Stres-
simpfungstrainings. Huber. Bern.

Meier-Gantenbein, K./ Späth, T. (2006): Handbuch Bildung Training und Beratung.
BELTZ. Weinheim und Basel.

Meueler, E. (2001): Lob des Scheiterns: Methoden- und Geschichtenbuch zur Erwachsenenbildung an der Universität. Schneider. Baltmannsweiler.

Meyer, M. (2011): Burn-out trifft vor allem Menschen in helfenden Berufen. In: Wissen-
schaftliches Institut der AOK (WIdO) (Hrsg). WIdO-Analyse. Jg. 11, Heft 2. S. 5.

Mourlane, D. (2014): Resilienz – Die unentdeckte Fähigkeit der wirklich Erfolgreichen. 5.
Auflage. BusinessVillage GmbH. Göttingen.

Müller, A. (2005): Weiterbildungsberatung. Qualitative Analyse von Interaktions- und
Prozessverläufen situativer und biographieorientierter Weiterbildungsgespräche.
Rhombos Verlag. Berlin.

Ortiz-Müller, W./ Scheuermann, U./ Gahleitner, S. (Hrsg.) (2010): Praxis Krisenintervention. Handbuch für helfende Berufe. 2. Auflage, Kohlhammer. Stuttgart.

Pätzold, H. (2011): Stolz und Vorurteil. Anmerkungen zum Theorie-Praxis-Verhältnis in
der Pädagogik unter Berücksichtigung der Schlüsselqualifikationsdebatte. In:
Arnold, R. (Hrsg.): Von der Handlungsorientierung zur Kompetenzentwicklung –
Ansätze und Konzepte zur Berufs- und Erwachsenenbildung. Pädagogische Materialien der TU Kaiserslautern. Heft 36. S. 33-40).

Peters, U. (2007): Lexikon Psychiatrie, Psychotherapie und Medizinische Psychologie.
Urban & Fischer. München.

Physiotherapie Bundesverband (2011): Weiterführende Beschreibung der Kompetenzen deutscher Physiotherapeuten 2011. PT Bundesverband. https://www.physio-deutschland.de/fileadmin/data/bund/Dateien_oeffentlich/ Beruf_und_Bildung/weiterführende_Kompetenzbeschreibung_Endfassung.pdf (Letzter Zugriff: 27.08.2014).

Pianta, R./ Stuhlman, M./ Hamre, B. (2008): Der Einfluss von Erwachsenen-Kind-Beziehungen auf Resilienzprozesse im Vorschulalter und in der Grundschule. In: Opp, G./ Fingerle, M. (Hrsg.): Was Kinder stärkt. Ernst Reinhardt Verlag. München. S. 192 – 211.

PRO-SKILLS (2014): The Pro-Skills toolbox: Examples of good practice. In: Trainingskonzept zur Förderung von sozialen und personalen Kompetenzen bei sozial benachteiligten jungen Erwachsenen als Voraussetzung für Lebenslanges Lernen. EUROPÄISCHES PRO-SKILLS PROJEKT.

http://www.pro-skills.eu/de/produkte/the-pro-skills-toolbox-examples-of-good-practice-de/ (Letzter Zugriff: 28.08.2014).

Rappe-Giesecke, K. (2000): Vorwärts zu den Wurzeln – Balint-Gruppenarbeit aus kommunikationswissenschaftlicher Sicht. In: Balint Journal. Heft 1. Thieme. New York. S. 36-42.

Rausch, M./ Thelen, K./ Beudert, I. (2014): Kompetenzprofil für die Logopädie. dbl (Hrsg).

Reddemann, L. (2012): Psychodynamisch imaginative Traumatherapie. Ein resilienzorientierter Ansatz in der Psychotraumatologie. Klett Verlag. Stuttgart.

Reich, K. (Hrsg.) (2014): Methodenpool. In: URL: http://methodenpool.uni-koeln.de (Letzter Zugriff: 28.08.2014).

Reinmann-Rothmeier, G./ Mandl, H. (1997): Lernen neu denken: Kompetenzen für die Wissensgesellschaft und deren Förderung. In: Schulverwaltung. Volume 3, S. 74-76. Wolters Kluwer. Neuwied.

RESILIENCE (2014): RESILIENCE – a key skill for education and job. http://www.resilience-project.eu (Letzter Zugriff: 10.08.2014).

Rönnau-Böse, M./ Fröhlich-Gildhoff, K. (2012): Das Konzept der Resilienz und Resilienzförderung. In: Fröhlich-Gildhoff, K./ Becker, J./ Fischer, S. (Hrsg): Gestärkt von Anfang an – Resilienzförderung in der Kita. Beltz. Weinheim. S. 9 – 29.

Rotter, J. (1966): Generalized expectancies for internal versus external control of reinforcement . In: Psychological Monographs: General and Applied. Vol. 80, No. 1.

Schaeper, H./ Briedis, K. (2004): Kompetenzen von Hochschulabsolventinnen und Hochschulabsolventen, berufliche Anforderungen und Folgerungen für die Hochschulreform. HIS. URL: https://www.bmbf.de/pub/his_projektbericht_08_04.pdf (Letzter Zugriff: 28.08.2014).

Scharnhorst, J. (2010): Resilienzforschung in Theorie und Praxis: Individuelle Widerstandskraft- eine notwendige Kernkompetenz?. In: Deutsche Gesellschaft für Personalführung e.V. (Hrsg.): Personalführung 1 / 2010. Deutsche Gesellschaft für Personalführung e.V.. Düsseldorf. S. 34 – 41.

Scheier, M./ Carver, C. (1992): Effects of Optimism on Psychological and Physical Well-Being: Theoretical Overview and Empirical Update. In: Cognitive Therapy and Research. Vol. 16, No. 2. Plenum Publishing Corporation. S. 201 – 228.

Schiraldi, G./ Brown, S./ Jackson, T./ Jordan, J. (2010): Resilience Training for Functioning Adults: Program Description and Preliminary Findings from a Pilot Investigation. In: International Journal of Emergency Mental Health. Vol. 12. No. 2. Chevron. St. Leonards. S. 117 – 130.

Schmidthermes, S. (2009): Resilienzforschung und deren pädagogische Implikationen. Eine Metaanalyse. RHOMBOS. Berlin.

Schmitz, E. (1983): Zur Struktur therapeutischen, beratenden und erwachsenenpädagogischen Handelns. Einführende Beiträge in gegenwärtige Aufgaben und Handlungsprobleme. In: Schlutz, E. (Hrsg.): Erwachsenenbildung zwischen Schule und sozialer Arbeit. Klinkhardt. Bad Heilbrunn. S. 60-78.

Schneider, K. (2011): Handlungsorientierter Unterricht und ein systemisch-konstruktivistisches Verständnis von Lehren und Lernen. In: Arnold, R. (Hrsg.): Von der Handlungsorientierung zur Kompetenzentwicklung – Ansätze und Konzepte zur Berufs- und Erwachsenenbildung. Pädagogische Materialien der TU Kaiserslautern. Heft 36. S. 117-127).

Schön, D. (1983): The Reflective Practitioner. How Professionals Think In Action. Basic Books. New York.

Schumacher, J./ Leppert, K./ Gunzelmann, T./ Strauß, B./ Brähler, E. (2005): Die Resilienzskala – Ein Fragebogen zur Erfassung der psychischen Widerstandsfähigkeit als Personmerkmal. In: Zeitschrift für Klinische Psychologie, Psychiatrie und Psychotherapie. Band 53, S. 16-39.

Schüßler, I. (2008): Reflexives Lernen in der Erwachsenenbildung – zwischen Irritation und Kohärenz. In: Häcker, T./ Hilzensauer, W./ Reinmann G. (Hrsg.): bildungsforschung. Jg. 5 Ausgabe 2.
URL: http://bildungsforschung.org/index.php/bildungsforschung/article/view/75 (Letzter Zugriff: 12.08.2014).

Schwarzer, R. (1992): Self-Efficacy. Thought Control of Action. Hemisphere Publishing Corporation. Washington.

Schwarzer, R./ Knoll, N./ Rieckmann, N. (2004): Social Support. In: Health Psychology. Malden. S. 158 – 181.

Seligman, M. (1991): Learned Optimism. Knopf. New York.

Siebert, H. (1991): Lernwiderstände lerntheoretisch gesehen. Die kognitionswissenschaftliche Wende. In: REPORT. Bd. 28. S. 75 – 81.

Siebert, H. (2001): Selbstgesteuertes Lernen und Lernberatung. Neue Lernkulturen in Zeiten der Postmoderne. Luchterhand. Neuwied.

Siebert, H. (2009): Didaktisches Handeln in der Erwachsenenbildung. 6. überarbeitete Auflage. ZIEL – Zentrum für interdisziplinäres erfahrungsorientiertes Lernen GmbH. Augsburg.

Siebert, H. (2012): Didaktisches Design. Studienbrief Nr. EB 0520 des Master-Fernstudiengangs Erwachsenenbildung der TU Kaiserslautern. Unveröffentlichtes Manuskript. 3. aktualisierte und überarbeitete Auflage. Kaiserslautern.

Siegrist, U. (2009): Coaching in Krisen. Resilienzkonzepte in der Praxis. In: Gesprächspsychotherapie und Personzentrierte Beratung. Heft: 4. GwG. Köln. S. 199-205.

Siegrist, U. (2010): Der Resilienzprozess. Ein Modell zur Bewältigung von Krankheitsfolgen im Arbeitsleben. VS Research. Wiesbaden.

Siegrist, U./ Luitjens, M. (2011): 30 Minuten Resilienz. Gabal Verlag. Offenbach.

Siegrist, U./ Luitjens, M. (2013): Resilienzmodell.
http://www.martin-luitjens.de/images/pdf/Resilienzmodell-2013.pdf
(Letzter Zugriff: 10.08.2014).

Sonnenmoser, M. (2006): Worin unterscheiden sich Resilienz, Selbstwirksamkeit oder Hardiness?. In: Deutsche Gesellschaft für Personalführung e.V. (Hrsg.): Personalführung 4 / 2006. Deutsche Gesellschaft für Personalführung e.V.. Düsseldorf. S. 48 – 55.

Sonnenmoser, M. (2009): Selbstfürsorge: eine Aufgabe fürs Leben. In: Deutsches Ärzteblatt. Heft 7. Ärzte-Verlag. S. 307 – 308.

Sotzko (2013): Resilienz-Coaching oder von der Kunst, die zweite Geige zu spielen. Eine qualitative Untersuchung zur Beratung von Führungskräften in Krisensituationen. Carl-Auer. Heidelberg.

Staudinger, U. M./ Greve, W. (2001): Resilienz im Alter. In: Deutsches Zentrum für Altersfragen (Hrsg.): Personale, gesundheitliche und Umweltressourcen im Alter: Expertisen zum Dritten Altenbericht der Bundesregierung. Leske + Budrich. Opladen. S. 95-144.

Steinhardt, M./ Dolbier, C. (2008): Evaluation of a Resilience Intervention to Enhance Coping Strategies and Protective Factors and Decrease Symptomatology. In: Journal of American College Health. Vol. 56. No 4. Heldref Publications. Philadelphia.S. 445 – 453.

Subellok, K./ Winterfeld, I. (2013): Einblicke und Durchblicke. Die Einwegscheibe in klinischen (Ausbildungs-)Settings. In: FORUM Logopädie. Heft 2. Schulz-Kirchner. Idstein.

Tibol, R. (1980): Frida Kahlo. Verlag Neue Kritik. Frankfurt.

Tugade, M./ Fredrickson, B./ Barrett, L. (2004): Psychological Resilience and Positive Emotional Granularity: Examining the Benefits of Positive Emotions on Coping and Health. In: National Institutes of Heath (NIH) (Hrsg.): Journal of Personality. Vol. 72, No. 6. S. 1161 – 1190.

Wadnild, G./ Young, H. (1993): Development and psycholemtric evaluation of the Resilience Scale. In: Journal of Nursing Measurement. Vol. 1. Springer Publishing Company. S. 165 – 178.

Walkenhorst, U. (2006): Ergotherapie, Pysiotherapie und Logopädie auf dem Weg zur Professionalisierung. In: Pundt, J. (Hrsg): Professionalisierung im Gesundheitswesen – Positionen – Potenziale – Perspektiven. Huber, Hogreve. Bern.

Walkenhorst, U./ Nauerth, A. (2009): Kompetenzentwicklung im Gesundheits- und Sozialbereich. In: Walkenhorst, U./ Nauerth, A./ Bergmann-Tyacke, I./ Marzinzik, K. (Hrsg.): Kompetenzentwicklung im Gesundheits- und Sozialbereich. Universitätsverlag Webler. Bielefeld. S. 9 – 22.

Wellensiek, S. (2011): Handbuch – Resilienz-Training. Widerstandskraft und Flexibilität für Unternehmen und Mitarbeiter. Beltz. Weinheim.

Wellensiek, S. (2012): Resilienz-Training für Führende. So stärken Sie Ihre Widerstandskraft und die Ihrer Mitarbeiter. Beltz. Weinheim.

Welter-Enderlin, R./ Hildenbrand, B. (Hrsg.) (2010): Resilienz – Gedeihen trotz widriger Umstände. 3. Auflage. Carl-Auer. Heidelberg.

Werner, E. (2008): Resilienz: ein Überblick über internationale Längsschnittstudien. In: Opp, G./ Fingerle, M. (Hrsg.): Was Kinder stärkt. Ernst Reinhardt Verlag. München. S. 311 – 326.

Werner, E./ Smith, S. (1992): Overcoming the Odds: High Risk Children From Birth To Adulthood. NY Cornell University press. Ithaca.

WHO (2004): Work Organization & Stress – Systematic Problem Approaches For Employers, Managers And Trade Union Representatives. In: Protecting Workers' Health Series. Bd. 3.
http://www.who.int/entity/occupational_health/publications/pwh3rev.pdf?ua=1 (Letzter Zugriff: 10.08.2014).

Wissenschaftsrat (2012): Empfehlungen zu hochschulischen Qualifikation für das Gesundheitswesen. Berlin.
URL: www.wissenschaftsrat.de/download/archiv/2411-12.pdf (Letzter Zugriff 06.08.2014).

Wittwer, W. (2009): Individuelle Stärke – Navigator für die berufliche Entwicklung. In: Walkenhorst, U./ Nauerth, A./ Bergmann-Tyacke, I./ Marzinzik, K. (Hrsg.): Kompetenzentwicklung im Gesundheits- und Sozialbereich. Universitätsverlag Webler. Bielefeld. S. 23 – 34.

Wustmann, C. (2004): Resilienz. Widerstandsfähigkeit von Kindern in Tageseinrichtungen fördern. Beltz. Weinheim.

Wustmann, C. (2005): Die Blickrichtung der neueren Resilienzforschung. Wie Kinder Lebensbelastungen bewältigen. In: Zeitschrift für Pädagogik 51. Jahrgang Heft 2, S. 192-206. Beltz. Weinheim.

Zinsmeister, L./ Schafer, D. (2009): The exploration of the lived experience of the graduate nurse making the transition to registered nurse during the first year of practice. In: Journal for Nurses in Staff Development. Vol. 25. No. 1. S. 28 – 34.

ZVK (2014): Deutscher Verband für Physiotherapie e.V.
URL: https://www.physio-deutschland.de/patienten-interessierte/physiotherapie/definition.html. (Letzter Zugriff: 11.08.2014).

Zwack, J. (2013): Wie Ärzte gesund bleiben – Resilienz statt Burnout. Georg Thieme. Stuttgart.

Anhang

Hochschulischer Fachqualifikationsrahmen für therapeutische Gesundheitsfachberufe (FQR-ThGFB) – Niveau 6 (Bachelor)

FQR ThGFB	Bachelor–Niveau 6			
	Über Kompetenzen zur Planung, Bearbeitung und Auswertung von umfassenden fachlichen Aufgaben- und Problemstellungen sowie zur eigenverantwortlichen Steuerung von Prozessen in Teilbereichen eines wissenschaftlichen Faches oder in einem beruflichen Tätigkeitsfeld verfügen. Die Anforderungsstruktur ist durch Komplexität und häufige Veränderungen gekennzeichnet.			
	Fachkompetenz		**Personale Kompetenz**	
	Wissen	Fertigkeiten	Sozialkompetenz	Selbstkompetenz
	Breite und Tiefe	Instrumentale und systemische Fertigkeiten, Beurteilungsfähigkeit	Team/Führungsfähigkeit, Mitgestaltung, Kommunikation	Selbständigkeit/Verantwortung, Reflexivität, Lernkompetenz
Aufgabenstellung/ Assessment	Verfügt über ein breites und integriertes Wissen über Verfahren und Methoden zur Bedarfserhebung/Diagnostik, Ressourcenanalyse und Definition der therapeutischen Aufgabenstellung einschließlich der fach- und bezugswissenschaftlichen Grundlagen und der praktischen Ausübung des jeweiligen therapeutischen Gesundheitsfachberufs (Ergotherapie (E)/ Logopädie (L)/ Physiotherapie (P)).	Verfügt über ein sehr breites Spektrum an Verfahren und Methoden zur Analyse komplexer therapeutischer Aufgaben. Kann unter Verwendung von Strategien des Clinical Reasoning kritisch und theoriegeleitet den therapeutischen Behandlungsbedarf feststellen und greift hierbei auf entsprechende diagnostische Methoden sowie standardisierte Assessmentinstrumente (incl. Testverfahren) zurück. Ist in der Lage, Maßnahmen der Befundung weiterzuentwickeln und alternative Vorgehensweisen unter Berücksichtigung unterschiedlicher Maßstäbe und bei sich ändernden Anforderungen zu beurteilen.	Verfügt über die Fähigkeit, Situationen, Planungsschritte, Ressourcen und Aufgaben im Kontakt mit Klienten und im therapeutischen Team verständlich, fachbezogen, objektiv und verantwortungsbewusst zu kommunizieren. Ist in der Lage, komplexe Befunde und Arbeitshypothesen sozial kompetent zu formulieren und unter sich verändernden Umständen aus mikro- und mesostruktureller Perspektive angemessen zu verfolgen.	Verfügt über die Fähigkeit, im Sinne eines verantwortungsvollen ressourcenorientierten Handelns Assessments und Arbeitshypothesen adäquat und nachhaltig einzusetzen. Die eigene Person wird als Teil des Prozesses verstanden, der sich den situativen Bedingungen anpasst. Das eigene Handeln wird aktiv begründet und reflektiert.

Abbildung 6: Aufgabenstellung (FQR-ThGFB 2013, S. 4)

FQR ThGFB	Bachelor–Niveau 6			
	Über Kompetenzen zur Planung, Bearbeitung und Auswertung von umfassenden fachlichen Aufgaben- und Problemstellungen sowie zur eigenverantwortlichen Steuerung von Prozessen in Teilbereichen eines wissenschaftlichen Faches oder in einem beruflichen Tätigkeitsfeld verfügen. Die Anforderungsstruktur ist durch Komplexität und häufige Veränderungen gekennzeichnet.			
	Fachkompetenz		**Personale Kompetenz**	
	Wissen	Fertigkeiten	Sozialkompetenz	Selbstkompetenz
	Breite und Tiefe	Instrumentale und systemische Fertigkeiten, Beurteilungsfähigkeit	Team/Führungsfähigkeit, Mitgestaltung, Kommunikation	Selbständigkeit/Verantwortung, Reflexivität, Lernkompetenz
Planung/ Konzeption	Verfügt über ein breites und integriertes Wissen zur evidenzbasierten und zielorientierten Planung und Entwicklung von therapeutischen Interventionen und Maßnahmen in den jeweiligen therapeutischen Gesundheitsfachberuf (E/L/P) zur Rehabilitation und Gesundheitsförderung. Verfügt weiter über ein kritisches Verständnis der wichtigsten Theorien und Methoden in diesem Bereich.	Verfügt über ein sehr breites Spektrum an Methoden zur Planung und Entwicklung von Interventionen und Maßnahmen, im praktischen und wissenschaftlichen Tätigkeitsfeld des jeweiligen therapeutischen Gesundheitsfachberufes (E/L/P). Ist in der Lage, auch neuartige und qualitativ hochwertige Lösungen zu erarbeiten. Kann mit Hilfe von Clinical Reasoning und auf der Basis von wissenschaftlicher Evidenz alternative therapeutische Interventionen unter Berücksichtigung unterschiedlicher Maßstäbe abwägen und selbst bei sich häufig ändernden Anforderungen situationsangemessen beurteilen (evidence based practice).	Verfügt über die Fähigkeit, bei der Planung und Konzeption von therapeutischen Interventionen und Maßnahmen unter Beachtung wissenschaftlicher Aspekte kompetent, gezielt und mit Weitsicht zu agieren, zu reagieren und zu kooperieren. Kann Interaktionen im Rahmen sozialer Gruppen oder Organisationen verschiedener Ausprägung eigenständig und verantwortlich planen.	Verfügt über die Fähigkeit, bei der Umsetzung von therapeutischen Interventionen und Maßnahmen ethisch reflektiert, verantwortungsbewusst und nachhaltig zu handeln. Die Fähigkeit, das eigene Handeln transparent zu gestalten, zu reflektieren und zu begründen, ist handlungsleitend bei der Planung von therapeutischen Interventionen und Maßnahmen.

Abbildung 7: Planung (FQR-ThGFB 2013, S. 5)

FQR ThGFB ⚕ HVG	**Bachelor–Niveau 6** Über Kompetenzen zur Planung, Bearbeitung und Auswertung von umfassenden fachlichen Aufgaben- und Problemstellungen sowie zur eigenverantwortlichen Steuerung von Prozessen in Teilbereichen eines wissenschaftlichen Faches oder in einem beruflichen Tätigkeitsfeld verfügen. Die Anforderungsstruktur ist durch Komplexität und häufige Veränderungen gekennzeichnet.			
	Fachkompetenz		**Personale Kompetenz**	
	Wissen	Fertigkeiten	Sozialkompetenz	Selbstkompetenz
	Breite und Tiefe	Instrumentale und systemische Fertigkeiten, Beurteilungsfähigkeit	Team/Führungsfähigkeit, Mitgestaltung, Kommunikation	Selbständigkeit/Verantwortung, Reflexivität, Lernkompetenz
Umsetzung	Verfügt über ein breites und integriertes Wissen über gesetzliche Grundlagen, praktische Verfahren und Methoden zur Umsetzung geplanter Prozesse und ihrer flexiblen konzeptionellen Nachjustierung unter Rückgriff auf (fach-)wissenschaftliche Grundlagen und evidenzbasierte Praxiserfahrungen des jeweiligen therapeutischen Gesundheitsfachberufs (E/L/P).	Verfügt über ein sehr breites Spektrum an fachlichen Methoden und Mitteln zur Umsetzung geplanter Prozesse und therapeutischer Maßnahmen. Dies umfasst die Durchführung der therapeutischen Behandlungsmaßnahmen unter Berücksichtigung entsprechender Kontextfaktoren und Parameter. Ist in der Lage, bei wechselnden Anforderungen neue Lösungen zu erarbeiten und unter Berücksichtigung unterschiedlicher Maßstäbe zu beurteilen.	Verfügt über die Fähigkeit, verantwortlich und offensiv zu handeln, kann Mitarbeiter(innen) führen. Ist in der Lage, eigenständige Entscheidungen im zuständigen (auch interdisziplinären) Tätigkeitsbereich zu treffen, angemessen Feedback geben zu können und Konflikte zu lösen. Kann Interessen anderen gegenüber aktiv und fair vertreten, kann fremde und eigene Grenzen erkennen sowie bewusst eigene Grenzen setzen (Psychohygiene).	Verfügt über die Fähigkeit, die zur Verfügung stehenden und relevanten Ressourcen im Sinne der Aufgabe bzw. des Zieles kritisch für sich und andere zu reflektieren und verantwortungsvoll einzusetzen. Ist jederzeit in der Lage, das eigene Handeln in Bezug auf den situativen Kontext und objektive Parameter nachvollziehbar zu begründen.

Abbildung 8:   Umsetzung (FQR-ThGFB 2013, S. 6)

FQR ThGFB ⚕ HVG	**Bachelor–Niveau 6** Über Kompetenzen zur Planung, Bearbeitung und Auswertung von umfassenden fachlichen Aufgaben- und Problemstellungen sowie zur eigenverantwortlichen Steuerung von Prozessen in Teilbereichen eines wissenschaftlichen Faches oder in einem beruflichen Tätigkeitsfeld verfügen. Die Anforderungsstruktur ist durch Komplexität und häufige Veränderungen gekennzeichnet.			
	Fachkompetenz		**Personale Kompetenz**	
	Wissen	Fertigkeiten	Sozialkompetenz	Selbstkompetenz
	Breite und Tiefe	Instrumentale und systemische Fertigkeiten, Beurteilungsfähigkeit	Team/Führungsfähigkeit, Mitgestaltung, Kommunikation	Selbständigkeit/Verantwortung, Reflexivität, Lernkompetenz
Evaluation	Verfügt über ein breites und integriertes Wissen über Verfahren und Methoden zur Reflexion und Evaluation therapeutischer Interventionen sowie zur qualitätsbezogenen Weiterentwicklung von Maßnahmen einschließlich der zugehörigen wissenschaftlichen Grundlagen.	Verfügt über ein sehr breites Spektrum an Verfahren und Methoden zur gezielten und systematischen Erhebung, Analyse und Interpretation von Datensätzen zur formativen und summativen Evaluation durchgeführter therapeutischer Interventionen und Maßnahmen. Ist in der Lage trotz komplexer und häufig veränderter Anforderungsstruktur qualitätsbezogene Arbeitsschritte im jeweiligen therapeutischen Gesundheitsfachberuf (E/L/P) auf der Basis theoretischer und empirischer Studienergebnisse zu entwickeln, zu steuern, in ihrer Wirksamkeit zu überprüfen und nachhaltig zu sichern.	Verfügt über die Fähigkeit der differenzierten und kritischen Reflexion eigenen und gemeinsamen Handelns, einer sachlichen Einschätzung der Stärken und Schwächen Einzelner sowie der gesamten Gruppe bzw. des Teams. Kann entsprechende Schlussfolgerungen ziehen und so die Arbeits- und Lebenswelt verantwortlich und richtungsweisend mitgestalten.	Verfügt über die Fähigkeit, die zur flexion und Bewertung von Projekten, Konzepten, Studien und die Grundlagen der Qualitätssicherung für sich und andere angemessen selbständig und verantwortungsvoll anzuwenden und durchzuführen. Handlungsleitend ist dabei eine reflexive Grundhaltung, die das eigene Selbst sowie die persönliche und fachliche Weiterqualifizierung als Teil des gelingenden Prozesses versteht.

Abbildung 9:   Evaluation (FQR-ThGFB 2013, S. 7)

Schutzfaktor	wissenschaftlich belegte Verhaltensweisen	Bewältigungsstrategien im Konzept der Resilienzförderung
Optimismus	- Tendenz zum aktiven Bewältigungsverhalten - Lösungsorientierung (vgl. Scheier/ Carver 1992)	- positives Selbsterleben (Modul Verstehen) - Verbalisieren von positiven und negativen Emotionen (Modul Verstehen) - Erkennen eigener Ressourcen (Modul Verstehen) - Über Feedback Bestärkung erleben
Empathie	- Tabelle	- Regeln verbalisieren – Grenzen setzen (Modul Verstehen) - Denkfallen erkennen (Modul Denkmuster) - Perspektivenwechsel anregen (Modul Verstehen)
Emotionssteuerung	- Umdeutung von negativen Emotionen - Wahrnehmung von positiven und negativen Emotionen - (vgl. Mourlane 2014)	- Verbalisieren positiver und negativer Emotionen (Modul Verstehen) - Erkennen eigenerer Emotionen im therapeutischen Kontext (Modul 2) - Akzeptanz nicht veränderbarer Tatsachen (Modul Handlungsmuster) - Reframing (Modul Denkmuster)
Selbstwirksamkeit	- eigene Anforderungen bewältigen zu können (vgl. Mahler et al. 2014) - Nützen von Erfolgserfahrungen - (vgl. Bandura 2011)	- Erkennen eigener Ressourcen (Modul Verstehen) - Erkennen von Ressourcenvielfalt (Modul Verstehen) - Selbstfürsorge und Selbstwahrnehmung (Modul Fühlmuster) - Stressbewältigung (Modul Fühlmuster) - unterstützende Denkmuster (Modul Denkmuster) - Problemlösekompetenz (Modul Handlungsmuster) - Feedback geben und nehmen (alle Module) - Gruppensupervision (Modul soziale Ressourcen)

Schutzfaktor	wissenschaftlich belegte Verhaltensweisen	Bewältigungsstrategien im Konzept der Resilienzförderung
Kontrollüberzeugung	- Problemanalyse - Eigeninitiative: keine „Opferrolle" - (vgl. Kent/ Davis 2011)	- Selbstfürsorge (Modul Fühlmuster) - Stressbewältigung (Modul Fühlmuster) - Identifizieren von Denkmustern und verändern (Modul Denkmuster) - Selbsterfahrung durch Biographiearbeit (Modul Verstehen) - Rollenklärung (Modul Denkmuster) - Problemlösestrategien (Modul Handlungsmuster) - Grenzen setzen (Modul Handlungsmuster) - Verantwortung übernehmen (Modul Handlungsmuster und Modul soziale Ressourcen)
soziale Ressourcen	- Einsatz von Stress reduzierenden Strategien (vgl. Kaluza 2012) - aktive Beziehungsgestaltung (vgl. Bowlby 2008) - Fähigkeit Unterstützung zu suchen - (vgl. Lazarus/ Folkman 1984)	- Erkennen von Ressourcen (Modul Verstehen, Modul soziale Ressourcen) - soziales Netzwerk aktivieren (Modul soziale Ressourcen) - Psychohygiene durch professionelle Hilfe (Modul soziale Ressourcen)

Abbildung 10: Schutzfaktoren, Fähigkeiten, Bewältigungsstrategien
(Eigene Darstellung)

Spinnennetz

✖	Zeitl. Rahmen: ~ 15-25 min.
🌐	Ort: drinnen oder draußen
🚶	Teilnehmer: bis zu 10 Personen
🧰	Material: Seile, evtl. Holzrahmen
	Ablauf:

Mit Hilfe von Seilen wird vertikal eine Art Spinnennetz mit verschieden großen Durchgängen gespannt (im Freien können Bäume genutzt werden, im Raum entweder vorhandene Pfosten oder ein großer Holzrahmen). Das Netz sollte mindestens 2m hoch sein, es müssen mindestens so viele Durchgänge wie Teilnehmer sein.

Aufgabe der Gruppe ist es, dass alle Mitglieder durch das Netz klettern, wobei niemand das Netz berühren und jeder Durchgang nur einmal genutzt werden darf. Personen, die bereits durch das Netz auf die andere Seite gelangt sind, dürfen nicht zurück auf die Ausgangsseite. Wenn eine Person das Netz berührt, muss sie von Vorne beginnen (verschärfte Regel: muss die gesamte Gruppe von Vorne beginnen).

Die Gruppe muss sich vorab einigen, wer welchen Durchgang nutzen wird und in welcher Reihenfolge die Personen das Netz passieren, sodass Hilfe geleistet werden kann.

Ziel und Zweck:

Kooperation in der Gruppe; strukturiertes Vorgehen; Annehmen von Unterstützung; Vertrauen aufbauen;

Fragen zur Diskussion:

- Habt Ihr zunächst Euer Vorgehen diskutiert oder direkt angefangen, das Netz zu passieren?
- Waren die Regeln sehr streng?

Quelle:

Spielesammlung von PFIFF, Hochschule Fulda

Abbildung 11: Spinnennetz (PRO-SKILLS 2014)

Evaluation der Seminarreihe Förderung der Resilienzkompetenz im Studium von Gesundheitsfachberufen (Rohentwurf) (vgl. Wellensiek 2011: 99).
Erinnern Sie sich noch an Ihre persönlichen Erwartungen hinsichtlich der Resilienzförderung zu Beginn des Seminars?
Heute ist dieses Seminar nun beendet und wir möchten Sie bitten, folgende Fragen zu beantworten, um die Wirksamkeit des Seminars einer Prüfung unterziehen zu können.
Vielen herzlichen Dank!

Reflexion	ja	eher ja	eher nein	nein
Ich kenne meine Energieräuber und Energiespender.				
Ich weiß, welchen Ausgleich ich zu Stress finden kann.				
Ich weiß, wie ich umsichtiger mit mir umgehen kann.				
Ich bin sensibilisiert für den Umgang mit Stress und der Prävention von Burnout.				
Ich habe gelernt, mir neue persönliche Ziele zu setzen.				
Ich weiß um die Wichtigkeit von persönlichem Freiraum.				
Ich kenne die Rollen meines momentanen Lebens.				
Ich habe einen Impuls für eine Balance zwischen Geben und Nehmen bekommen.				
Ich bin mir der Wirkung auf andere Personen mehr bewusst.				
Ich weiß, wie ich Beziehungen aktiv pflegen kann.				
Ich habe Impulse erhalten um mit Anforderungen umzugehen.				
Ich habe mehr Sicherheit für meine therapeutische Rolle gewonnen.				
Ich habe Sicherheit für mich gewonnen.				
Ich kenne meinen persönlichen Standort bezüglich meiner Resilienz.				

Was haben Sie in dem Seminar als gut und hilfreich erlebt?
Was würden Sie verändern?
Wie haben Sie den Gruppenprozess erlebt?

Abbildung 12: Rohentwurf Evaluationsbogen (Eigene Darstellung)

Printed in the United States
By Bookmasters